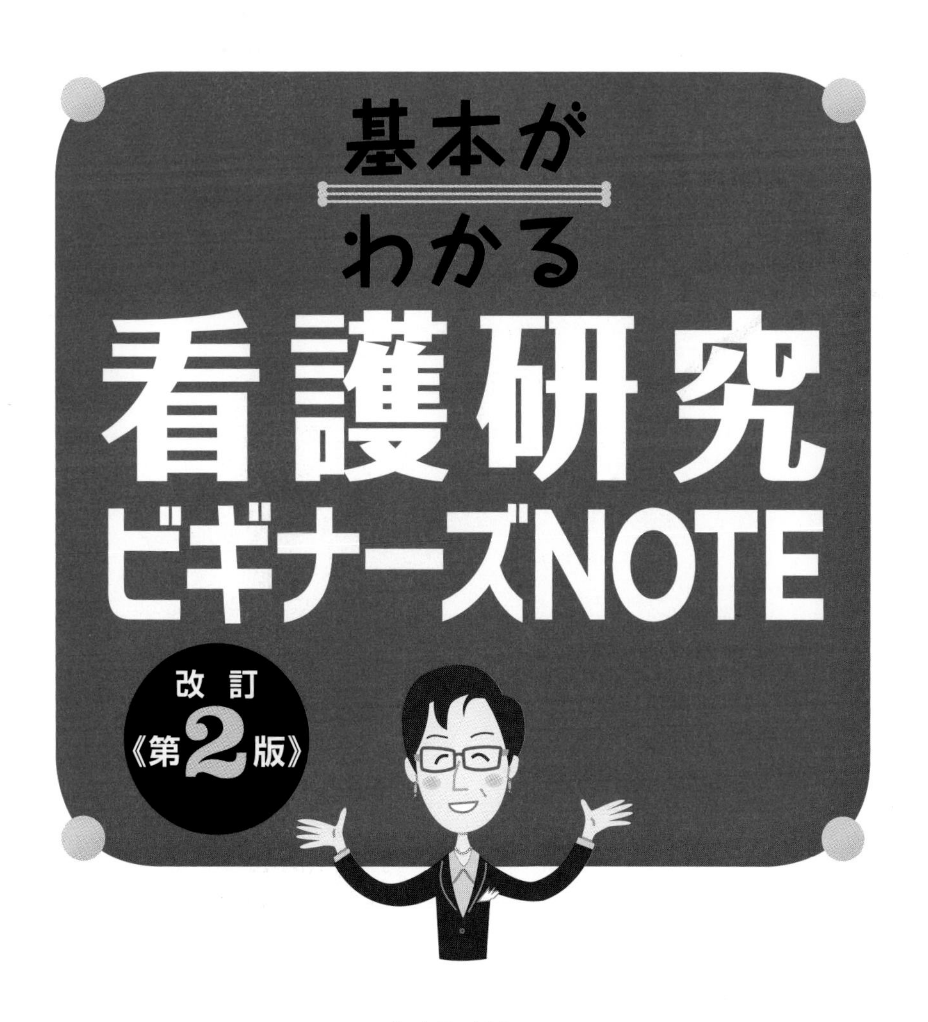

著 古橋 洋子 青森中央学院大学 看護学部教授

Gakken

・●● はじめに ●●・

看護学の分野では医療の発展や社会情勢を鑑みた要請などと共に，看護師に求められる役割が劇的に変化してきています．さまざまな分野で数多くの特定看護師・専門看護師・認定看護師が幅広く活躍しています．このような状況で活躍の場を広げるには，専門分野の基礎になるエビデンス(evidence，根拠)が必要になります．その根拠が研究です．

しかし，その根拠となる研究の指導は，各大学や専門学校で微妙に違いがあり，看護大学卒業生でも研究計画書の作成までしか行っていないという話も耳にします．また，研究は看護師国家試験には出題されないので，カリキュラムのうえでは研究の説明に留まっているなど，各大学・専門学校でさまざまな実態がみられます．卒業と同時に臨床ではクリニカルラダーに沿った教育で育てられ，4～5年を過ぎてから実際に研究に取り組む課題が出されたときに困ってしまう現状があることを実感しています．

臨床指導の現場で感じることは，多くの看護師は一年に1回開催される院内看護研究発表会に向け努力はしますが，その後の継続が難しいという現状がみられることです．看護師は目標に向かうとき，どんなに忙しくてもたくさんの文献を読み，一生懸命論文を書き，院内看護研究発表を行います．発表時は専門職としての充実感を味わっているでしょうが，院外の学会発表となると，一歩引いてしまう傾向にあるように思います．

その原因として，“研究は時間がかかり，面倒なもの”と敬遠している傾向があると思われます．大学卒業時に卒業論文を書いてはいても，義務で書かされた印象が強いのではないでしょうか．また，臨床の現場に入って毎日が目まぐるしく過ぎるなか，研究の必要性はいやというほど理解していても，業務と並行してやりとおすことを難しく感じてしまっているように思えてなりません．

そこで，本書では，臨床の現場で起きている些細なことから研究に結びつけ，力まず臨床場面からヒントを得て，まとめられるように工夫しました．また改訂第2版では，初版ではあまり触れていなかった看護学生のケーススタディも含めました．

本書を執筆するにあたり，学研メディカル秀潤社代表取締役社長の影山博之氏からは温かいご支援を，編集では谷口友紀さんに発行までたくさんのご支援をいただき感謝いたします．

2020年8月

古橋　洋子

基本がわかる
看護研究ビギナーズNOTE
改訂第2版

CONTENTS

Part 1 看護研究をはじめる前に

序 臨床看護研究を行う理由 …… 2

Part 2 看護研究をはじめよう

Chapter 01 看護研究とは …… 12
Chapter 02 研究テーマのみつけ方 …… 16
Chapter 03 看護研究の流れ …… 29
Chapter 04 文献検索の方法，文献の種類，文献一覧のつくり方 …… 35
Chapter 05 概念枠組みの作成 …… 45
Chapter 06 量的研究のアプローチのしかた …… 50
Chapter 07 質的研究のアプローチのしかた …… 66
Chapter 08 看護研究方法の決定と倫理的配慮 …… 90
Chapter 09 研究計画書の書き方 …… 95
Chapter 10 データ整理方法のいろいろ …… 102
Chapter 11 論文の書き方 …… 105
Chapter 12 学会応募の第一関門(抄録の書き方) …… 110
Chapter 13 発表の準備，応募の方法 …… 112

参考文献 …… 117

INDEX …… 119

●編集担当――谷口　友紀
●表紙・カバーデザイン――持田　哲
●表紙・カバー・本文イラストー志賀　均

Nursing Research Beginner's Note

Part 1

看護研究を はじめる前に

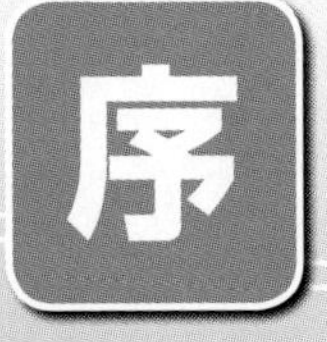

臨床看護研究を行う理由

臨床看護研究はなぜ必要？

今日の看護の発展は，私たち看護職が，専門職として常に研究を重ねてきたからこそあるものです．私たちは学生時代から卒業研究を行い，研究とは何かを考え，学び，実績を積んできました．また，昨今の教育では，EBN(evidence-based nursing)が求められることが多く，常に根拠を意識するよう指導されています．

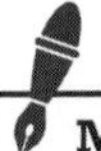

Memo

EBNとは
「根拠に基づいた医学(evidence-based medicine)」にならって，看護の世界に生じてきた流れであり，科学的な根拠に裏打ちされた看護という意味です．

「この方法が効果的なのよ!」「この方法は患者が安楽なの!」と，臨床の現場で何気なく交わされている会話は，すべてこれまで行われてきた看護研究の成果，すなわちEBNに裏打ちされたものといえます．自分の研究成果を臨床で多くの看護師に実践してもらえることを考えると，これはプロとして味わうことができる醍醐味といえるでしょう．

臨床の現場は，研究材料の宝庫とよくいわれます．それは，一人ひとりの患者に相対するナースもまた，一人ひとり多様であり，それぞれの状況に合わせた方法を工夫し，実践し援助を行っていることで，たくさんの研究材料が生まれてくるためです．

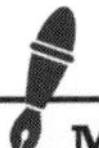

Memo

はじめての看護研究
はじめて看護研究に取り組んだ場合には，日本看護科学学会や日本看護学教育学会などの大規模かつ伝統ある学会にいきなり投稿するのではなく，まず，これらの分科会を発表の場の目標としましょう．

いわば，研究のチャンスは私たちのすぐそばにあるのです．チャンスをみつけたら，絶対に生かすべきです．そのためには日々の業務のなかで気になったことはメモをとり，疑問に思ったことを整理していくことが大切で，それがきっかけとなり実践研究につながります．

それでは，看護研究を行う前提として，まず，私たちナースにとって研究の法的根拠，キャリア形成のための制度的変遷やプログラムを振り返っておきましょう．

キャリアと看護研究

❶ICNの定義

ナースについては，国際看護師協会(ICN)によって1987年に以下のような定義が示されています.

ナースの定義

1. 健康の増進・疾病の予防，そしてあらゆる年齢およびあらゆるヘルスケアの場および地域社会における，身体的，精神的に健康でない人々および障害のある人々へのケアを含めた全体的な看護実践領域に従事すること
2. ヘルスケアの指導を行うこと
3. ヘルスケア・チームの一員として十分に参加すること
4. 看護およびヘルスケア補助者を監督し，訓練すること
5. 研究に従事すること

このように“ナースは研究に従事すること”と規定されています.

私たちは専門職となるべく専門教育を受け，法律上でも「看護師」の名称・業務を独占し，国家免許を受けています．これにより，私たちには，意識して専門職として切磋琢磨し，看護(学)の発展のために研究を行うことが，法律によって義務づけられているのです．看護は実践の科学である以上，看護の質の向上をはかるためには，臨床に根ざした看護研究を進めていくことが求められているといえるでしょう.

❷わが国の保健師助産師看護師法の改正に伴うキャリア形成過程の推移

2009(平成21)年7月，保健師助産師看護師法の大幅な改正があり(2010年度施行)，第28条に次の内容が追加され，私たちナースは，キャリア形成において専門職として自ら努力することが明確に求められるようになりました.

保健師助産師看護師法の改正

第二十八条の二

保健師，助産師，看護師及び准看護師は，免許を受けた後も，臨床研修その他の研修(保健師等再教育研修及び准看護師再教育研修を除く.)を受け，その資質の向上を図るように努めなければならない

この法改正には，ナースに対し，自らの成長に合わせたキャリア形成を考えることを促す意図があります.

現在の医療現場では，患者の個別性を尊重し，安全性とスピード，丁寧さと的確で高度な判断が求められます．しかし，学生時代の臨地実習では，複数の患者を受け持つことはほとんどなく，また，多重課題をかかえて緊急性が高い高度な判断を要求される患者の受け持ちは制限され，経験できないまま卒業するのが現状です.

その現状を臨床の現場がどう受け入れ，卒後教育を実施していくかという問題を，どこの病院でもかかえています．この現実をふまえ，厚生労働省は1998(平成10)年に看護基礎教育の充実とともに，看護職員の臨床研修のあり方について制度化を含めた検討を開始しました.

その結果，2010(平成22)年4月に「新人看護師臨床研修制度」がスタートしました．これらを参考にナースのキャリア形成を考え，その段階に合わせた臨床の現場での看護研究を計画する必要があると思います.

❸クリニカルラダー

さて, では次にナースのキャリアの定義とそのステップについて，ラダーを用いて確認しておきましょう.

◆キャリアとは

「個々人が生涯にわたって遂行する様々な立場や役割の連鎖及びその過程における自己と働くこととの関係付けや価値付けの累積」(文部科学省「キャリア教育の推進に関する総合的調査研究協力者会議報告書」，2004年)

◆看護キャリア発達

「キャリアの選択と決定に自己責任をもつ自律した看護職個人が，ライフステージとの関連でとらえた職業生活において，自らの看護専門性の向上を欲求し，期待し，組織との調和過程で最適に実現していくプロセス」（勝原裕美子．2007年）

クリニカルラダーとは，適切な看護ケアのために求められる能力を段階的に示した評価指標で，キャリア開発の支援ツールとしてよく用いられるものです．

私は看護研究のためのグループ「グラウンデッドセオリー・セミナー研究会」を立ち上げ30年以上，キャリア過程と実践能力の相関に関する研究を続けてきました．その成果として，ナースのキャリア形成（開発）の段階を**表1**のように示すことができます．

私たちの研究データでは，卒後1年目ですでに各自の看護観が生まれているものの，自分の考えがしっかりと定まるのは，卒後3年ころであるとの結果を得ています．要するにこの3年間は，基礎技術が身につき，プライマリナースとして成長するために非常に大切な段階であり，そのことは日本看護協会でも常々指摘されています．

この期間は先輩ナースのお手本が身近にあって新人が学べるチャンスがたくさん用意されていること，また，先輩ナースが自分のような新人にどのようなかかわり方で教育を行っているかを体験することで，その後のキャリア意識の芽生えにもつながっていく時期になります．

各段階，各年をもう少し詳しく説明してみましょう．

■表1　キャリア開発ラダーの4段階

段階	時期	内容	説明
第1段階	卒後1年目	新人看護師臨床研修	看護技術等を学び，配属先病棟で実践しながらの学び
	卒後2年目	実践において一人立ち	プライマリナースとして実践
	卒後3年目	看護観の形成	3年間の看護実践で学んだことを論文形式にまとめ，報告 キャリア意識の芽生えがみられる
第2段階	卒後4～10年目	キャリア形成計画	自己キャリア形成のきっかけを具体的にするため研究し，土台を築き，はっきりした方向性をもたせる．そのため看護研究を行うチャンスを与える．しかし，キャリアの第2段階でジェネラリストナースを本人が判断・決定すれば，このレベルを維持
第3段階	第2段階以上	主任クラスに成長 認定・専門看護師を目指すなどキャリア形成のための努力	主任試験を受け，キャリア形成していく時期 認定・専門看護師を目指す者は，業績を上げ実績をつくる時期
第4段階	第3段階以上	看護師長に成長 専門看護師として成長 看護部長 副院長	第3段階を経て，キャリアが自分の実績として形成される．また，後輩指導も行い，モデルになりうる人材育成ができる時期

第1段階：卒後1年目

看護技術が未熟であるため，技術の習得に費やされる期間です．この期間に指導者(主任クラス)から指導を受けて技術をマスターしていきます．

技術をマスターするための方法は，配属病棟でそれぞれ指導を受ける方法や，新人をすぐに病棟配属させず各病棟をローテーションしながら指導を行う方法など，各施設の方針によります．

第1段階：卒後2年目

「実践において一人立ち」をする時期になります．患者を受け持ち，入院受け入れから，看護における問題点を考え，プラン・実践・評価，さらに退院サマリーまで，一連の過程に責任をもつことを学ぶために専念する時期です．患者に対して責任をもつことがナースにとってどのような意味があるのか，専門職としてのあり方をしっかり身につけて強く自覚する時期になります．

第1段階：卒後3年目

「看護観の形成」をする時期になります．この時期にはほぼ，モデルとなる先輩ナースたちの姿を客観的な目でみることができ，また自分の看護実践の成果も実感することができますから，それらを看護観として論文形式にまとめ，報告するチャンスを得れば，自分の考えが整理でき，目指したいキャリアの方向性もはっきりとみえてくる時期です．

このころまでにロールモデルとなるナースが存在すると，その後のキャリア形成に大きく影響することが私たちの研究から明らかになっています．とくに各病棟における看護師長の影響は大きく，身近なモデルとして，その存在から刺激されることがキャリアの進歩に強い影響を及ぼすことが明らかです．

以上のように考えていくと，卒後3年目までは，“学びながらキャリアアップするきっかけ”の段階であることがわかります．この過程での教育指導があってこそ，各自にキャリアアップの動機が生まれてきますので，キャリア開発プランにおいては，卒後4年目以上を第1段階に続く第2～4段階のステップとし，これをキャリアラダーとして示すことが適切であると研究結果から考えています．

❹キャリアラダー

第2段階

卒後4～10年目くらいまでが「キャリア形成計画」の時期です．自己のキャリア形成のきっかけを具体化するために，自ら努力して前進することが必要となり，その土台づくりをする時期になります．このころ（卒後4年目）には病院の看護部開催の集合研修が少なくなりますから，自ら努力して認定看護師や専門看護師等の資格取得を模索し，研究活動を行っていくことが大切になります．

そのためには，いま疑問に思っていることを中心に研究としてまとめて発表するチャンスを計画的に行っていこうとする時期にも結びつきます.

しかし，この時期のナースは，自己の看護技術をさまざまに工夫もでき，幅広い知識や能力をもっていますので，“ジェネラリストナース”として，その能力を維持していく人が多くなってきます.また，結婚や出産，子育てに専念する人が増えてくる時期とも一致しており，ナースとしてキャリアアップし成長しようとするよりも，家庭における役割に専念する者も多く出てくる時期です.その結果，キャリア形成から遠のく時期という一面があることも判明しています.

多くのナースが，ライフプランと自らのキャリアに迷いや悩みをいだく時期でもあるといえます.

Memo

ジェネラリストナース
臨床において，あらゆる領域での患者に基本的な看護ケアを提供できるナースのこと．これに対して，スペシャリストナースは，認定看護師や専門看護師をいいます.

第3段階

第2段階以上のナースが主任クラスに成長し，認定・専門看護師を目指すなど,「キャリア形成のための努力」をする時期です．主任試験を受け，キャリアを発達させ，自らの能力を発揮するための努力を重ねます．スタッフナースのロールモデルとして教育指導を行い，臨床の現場の士気向上にもかかわるまでに成長している段階です.

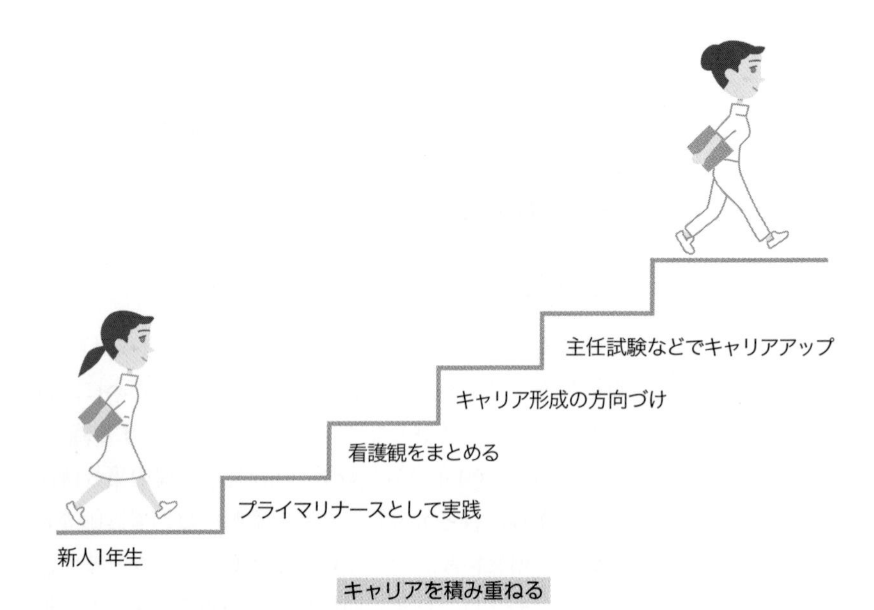

キャリアを積み重ねる

また，認定・専門看護師等の資格を取得し，実践結果を研究し，報告することも必要になっていますから，これを持続していくためにも継続的な研究を行い，多くの実績を積み，臨床の現場において結果を出すために最も重要な時期でもあります．

第4段階

第3段階以上のナースが，「看護師長に成長，専門看護師として成長，看護部長，副院長となる」時期です．それまでのキャリアが自らの実績となって形成されており，多くのナースの模範として後進の指導を行うことが要求されます．副院長として病院の経営の一端を担う場合も多く，看護部全体の成果を問われることにもなるため，組織運営のあり方に加え経営者的立場からも運営する努力が必要になります．

はっきりしていることは，キャリア開発において，とくに第3段階までは「実践の科学としての看護」を明らかにするため“実践レベルでの研究”が必要になってくるということです．

❺臨床看護研究の取り組みの現状

臨床の現場での研究の取り組みは，たとえば，研究を希望した人に実施させる，毎年当番で研究を実施させるなど，さまざまな考え方や実施の方法があると思います．その場合に絶対行ってはいけないのは，病棟全体で問題を抽出し，話し合って考えたテーマを，特定の個人やグループに研究させる，というようなやり方です．

これは，研究者が実際に疑問をもって考えた動機に基づくものではないため，考え方や方法の統一がとれず，研究者が大変苦しみます．どのような方法をとろうとも，研究者が“これは”と思ったことや考えたことを優先して進めるべきです．

卒後2～3年目では，臨床実践をこなすだけで精いっぱいで，自分の看護や看護観がまだ育っていないという状況です．実践で疑問が浮かぶ余地もありません．そのなかで，看護研究のテーマを考えて実施することは，大変な負担を課すことになるでしょう．

このような時期に看護研究を行わせることを繰り返している病院では，研究することが苦しいため，研究に対して悪い印象をもたせてしまうことになり，ひいては専門職としての芽を摘み，個々のキャリア形成にも影響する事態になりかねません．

個人差はありますが，卒後3年目ごろまでは看護研究に着手するのは大変難しいと思います．そのため，**表1**の第1段階が終了し，自分の看護観が明確になり，実践に際して工夫や疑問等が浮かぶ第2段階ごろが，看護研究を行ううえで最適な時期だと思います．

Part 2

看護研究を
はじめよう

01 看護研究とは

研究の意義

❶現状のアピールは？

ナースが働く臨床の現場では，患者はそれぞれ別の疾患をもっています．また病名が同じであっても，一人ひとりが感じる症状は違うため，訴え方も違ってきます．すべてその患者が訴えていることを瞬時に判断できるものではないわけです．

別な角度からいうと，訴えを理解するのは，大変時間のかかる仕事です．一人ひとりの患者の訴えを丁寧に聞けば聞くほど，その患者のベッドサイドにとどまっている時間が長くなり，他の患者のケアが滞ってしまいます．こうしてナースの思いと実際に行っている看護ケアが相反するような事態に陥ることになります．

わが国の看護体制は，やっと7：1になりました．これはナース1人が受け持つ患者が7人ということですが，それでも世界的にみれば，このナース1人当たりの患者数はまだ大変多いものです．

しかし，わが国のこのような実態について，私たちナースは厚生労働省や国に対して，誰がみてもわかりやすいようにデータに基づいた説明をすることができていません．専門職であると自負している私たちですが，一般の人にナースの現状をアピールできていない，いやアピールのしかたがわからなかったというような状態が長く続いていることに，その原因があると思います．

❷専門職としての意識化

私たちナースは一人ひとりがとてもまじめで，よく勉強し，臨床では献身的に患者をケアすることに誰も労を惜しみません．しかし，自分たちが実施しているケアの細かさや，医療事故につながらないように細心の注意をはらいケアを行っている毎日に疲弊し，他者にその現状を伝えるための努力ができていなかったように思います．

こうした現状をデータにまとめ，看護の実態を表出していくすべが，近頃やっと看護界で認識されるようになってきました．それはさまざまな現場での努力をデータに結びつけて報告し，アピールすることで，一般の人や厚生労働省にも理解してもらえるということです．

研究として自分たちの現状を報告することで，厚生労働省もその実態を認めてくれることにようやく努力を示してくれています．これは大変地道な行為ですが，一つひとつクリアしてこそ一般の人にも伝わり，臨床の現場も活性化し，看護の質が向上することにつながり，市民・社会に対して意味が生まれます．

しかし，この反面，私たち専門職が一人ひとりの患者から得る情報やデータが狭く深くなっていくことが多いため，そのことにのみ目が奪われていく傾向になります．ややもすれば，自分たちの行うケアが病院の業績となり，収益につながっている，という点を忘れがちになってしまうのです．私たちはサービス業であり，ケアをとおして患者の回復にかかわり，その看護行為がお金に換算されるのだ，ということを忘れなければ，自分たちが実践したことの価値が病院の業績となっていくのを意識することができます．

誰にでも理解できる言葉を使って表現し，それが研究という方法で発表の場を得て，成果につながることにこそ意義があります．

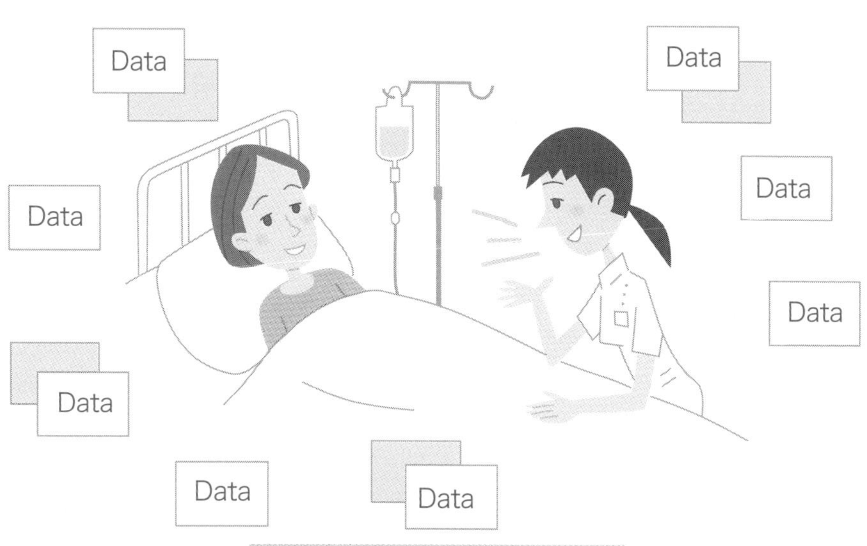

現場での努力はデータ化してアピールを

研究の目的

❶研究のための研究になってはいないか？

修士課程・博士課程の研究に，「研究のための研究」をよくみかけます．この研究を行い臨床実践にどう役に立つか不明確なものがあるのです.「何か実績をつくらなくては」という強迫観念があっては，実践に役立つ研究には結びつきません．しっかりとした日々の実践があるからこそ，疑問が出るわけです．

私たちの職業は，本を読んだからといってそのなかから研究動機が浮かぶというものではないのです．実践してそれが非効率であるため，患者に対してより効果的で安楽な援助を追求できる看護ケアはないものか……と悩む常日頃からの疑問があってこそ，研究が生まれてきます．

❷目的は看護のレベルアップ

ナースが専門職としてどのように発展してきたかを問うとき，フローレンス・ナイチンゲールの時代にまでさかのぼる必要があります．ナイチンゲールは，私たちの先輩としてたくさんの示唆を与えてくれました.「ナースがやらなければならないことを一つひとつ実践し積み重ねなければ，ナースの仕事について人を納得させることはできない」と言っています．

一般の人に私たちの仕事や意義を説明し，納得させることができるのは，また，臨床の現場で起こっていることを証明できるのは，研究しかありません．同じ医療職でも他のメディカルスタッフの人には理解してもらえていないかもしれません．ナースの仕事の内容を理解していない人には研究実績で説明するのがいちばんです．忙しい臨床の合間を縫ってこつこつとデータを集め，分析した結果は科学的・客観的な証です．

研究実績で証明してこそ，相手を納得させ，私たちの看護の実践が目にみえるものとなり，成果につながります．また，これらの実績をふまえることにより，実践が診療報酬と結びつき，ナース自身の手による報酬になっていきます．

ナースの行う研究は，臨床の現場で起こっているさまざまな現象の解析や，患者を対象に行った看護ケアの根拠や効率性・効果を検出して，看護のレベルアップにつなげることを目的にしています．

要するに，私たちの研究は実践に生かせなければならないのです．研究実績のみを目的とした研究は実践には生かせません．このようなことにならないよう心がけてください．

本から研究動機を
探そう・・・・
実績をつくる
ために 研究！
患者さん
どうすれば
もっとよいケアに
なるのか・・・・
調べて
みよう

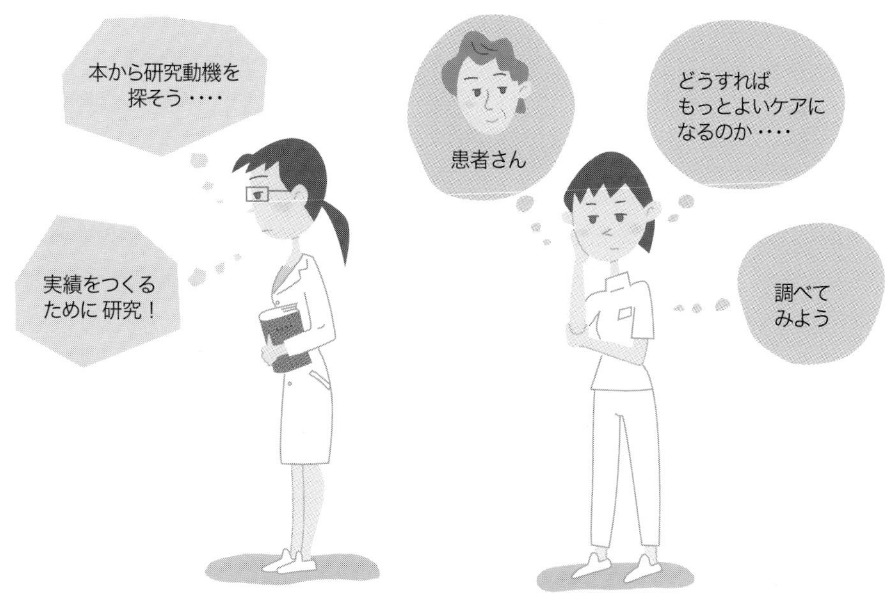

実践のなかから，実践のための 研究を

02 研究テーマのみつけ方

意図的に気にする「なぜ，そうなったの?」

臨床場面で気になることがあったら，「それはなぜ?」と自分に問いかけてみましょう．「インシデント」「アクシデント」などはよいヒントになると思います．その原因は何かを追究します．追究する方法は下の図を参考にして考えてみましょう．

この図のように，発生した問題は，ほんの氷山の一角にすぎず，水面下には多数の問題の発生要因（原因）が潜んでいるわけです．そのことに対して「なぜ?」「なぜ?」と順々に掘り下げて考えていくと，「それは○○だから」「それは起こるべくして起こったこと?」「いつもそうだから，いつものとおりやっただけ……」と，その核心に迫ることができ，水面下のおおもとの原因まで追究できます．

このような思考過程で要因を分析していくことで，臨床の現場の

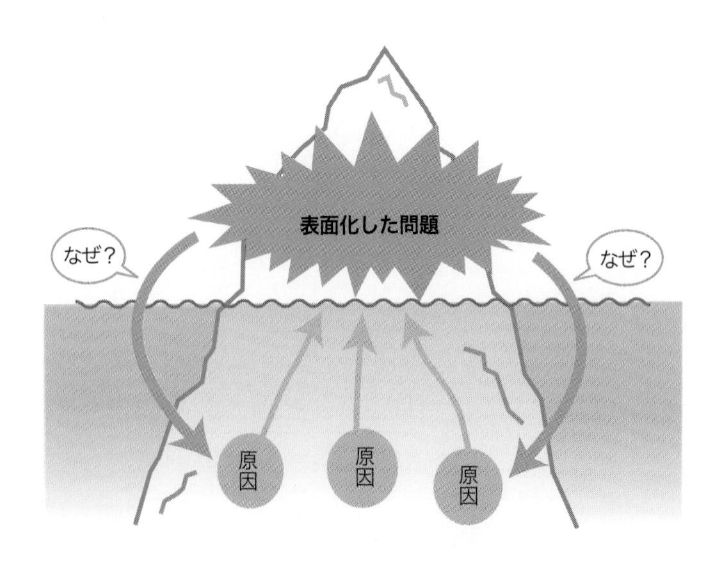

起こったことは氷山の一角

研究を現実に生かすことができ，大変よい結果につながります．

数ある疑問のなかの一つを取り上げ，その要因を分析した結果と考察を，まず最初の研究として発表することができます．続けて，その要因が生じないためにはどのような解決方法をとればよいかを考え，臨床の現場で工夫して実践していきます．その実践行為の過程を分析し，結果から考察を行っていけば，それが次の研究につながっていきます．こうして，現場で活用できる新たな研究になっていきます．

研究はこつこつ続けて，一つひとつ発表していきましょう．

テーマはベッドサイドにあり

❶なぜ？どうして？が大切

看護の現場には，「おや！　どうしてこんなことが起こるの？」という疑問が散在しています．その疑問はなぜ生じたのでしょう．何度も経験していると，偶然気がつくことがあるかもしれません．気がついたことをメモとして残しておくことも一つの手法です．心に残ったその現象を，成果や実績として残したいという思いを常にいだいていることが大切です．

臨床の現場では，意図的に気にかけていないと，何の疑問ももたずに毎日の仕事に流されていきます．それが楽でもあるためです．気がついたら「あれ，この1年，私は何をしていたの?」ということになります．その原因は一般的に，きっかけがない，意図していない，流されることが日常で何年も経てきてしまった，というようなことではないでしょうか．

しかし，2009（平成21）年の保健師助産師看護師法の改正で，私たちは免許を受けたあとも，臨床研修その他の研修を受けて，資質の向上をはかるように研鑽していかなければならなくなりました．すなわち，自ら進んで院外の研修や学会に出席し，自分を磨く必要があるということです．問題意識を高くもっていれば，毎日の出来事からヒントがみえてくると思います．要するに「常に意識している」ことが大切です．

❷感性を磨こう!!

研究テーマは毎日の看護ケアやカンファレンスのなかにも散在しています．ナースは，患者や医師，多職種などさまざまな人とさまざまな場面で相対するなかから，たくさんのヒントをみつけることができるのです．

たとえば，「おや?」と思ったときに，誰かに話してみる，看護師長に相談してみる，それが研究につながるかもしれません．

テーマはふだんの観察や自分の疑問から生まれるのです．どうしてこの現象は起こってしまうのかという疑問がいつも頭の片隅にあれば，日常生活のなかで本を読んだり，新聞を読んだり，人の話を聞いたりしているときにも，その疑問に関係したことが目に入ってくることになります．

そのために重要なのは，“何にでも疑問をもつこと”です．業務に流されず，自分の行ったケアの方法，ケアを行ったときの患者の反応，自分自身の心の変化，ケアの際に工夫したことなどからヒントがみつかれば，効果的でより実践に即した研究に結びつけられます．「おや?」というヒントに気づくには，自分自身の感性を磨くこ

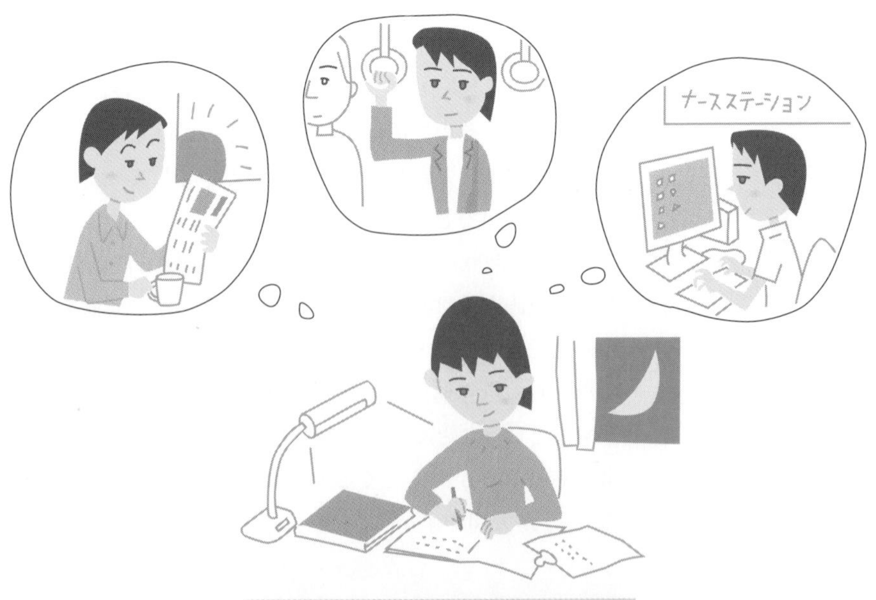

臨床現場，日々の生活は研究テーマの宝庫

とが大切です．感性を磨くことで，ヒントをつかみ取ることができ，発想(ひらめき)が生まれます．このひらめきが，研究にはたいへん重要なのです．「おや？」という疑問が多ければ多いほど，それらは研究テーマにつながっていきます．

❸研究テーマの選び方

研究テーマを選ぶときは，とくに下記の点に注意してください．

- 興味があるか．
- 関心があるか．
- 時代に合ったものか．

臨床の現場にはさまざまな疑問があります．そのなかで，看護研究として取り扱われる材料・テーマ・課題には，どんなものがあるでしょうか．ヒントは実際の看護ケアからみつけることが最も大切です．

◆興味があるか

臨床の現場では，よく順番で(毎年担当者を順送りに決める方法)研究をする人を決めていくという病棟をみかけます．しかし，ナースたちが常日頃感じている疑問点と自分の順番でまわってきたテーマがうまく合致するとはかぎりません．自分の興味が何もない状態では，「いや，私にはできない」としり込みをする原因につながってしまいます．日々の実践のなかで自然発生したものではなく，いやいや始める研究では，達成感や充実感を得られず，束縛感しか残りません．

◆関心があるか

自主的に研究を進められるような病棟の雰囲気をつくることが大切です．研究は看護の質向上につながります．研究は楽しいもの，成果を臨床に生かせる効果的なもの，看護師としてのキャリアに欠かせない身近なものであるという意識づけを行い，人に興味をもって，人は「どのようなときにどのような行動をするのか？」という関心を常にいだいておくことが必要になります．

◆時代に合ったものか

テーマは常に時代に合ったものや，国の方針にも着目して優先順

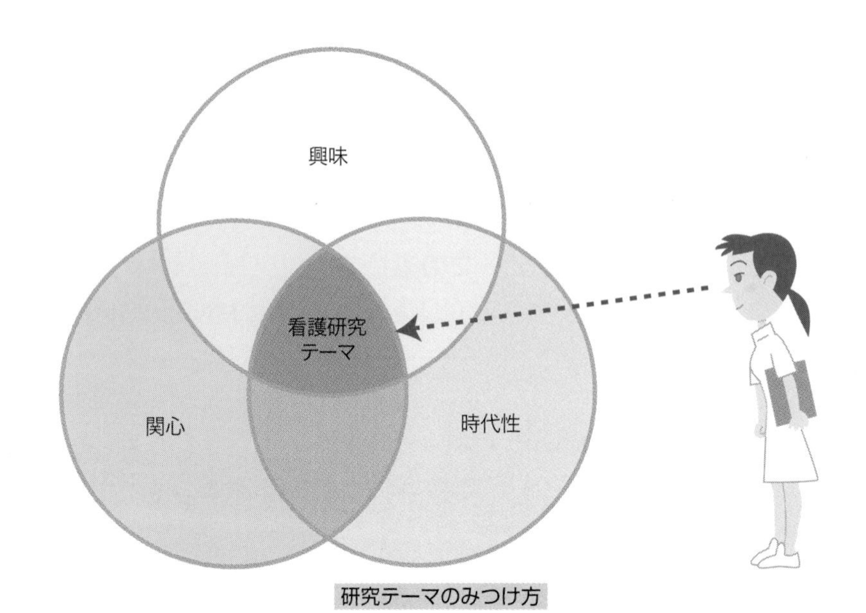

研究テーマのみつけ方

位のトップに考えるようにしていきましょう．そのためには看護界全体の潮流をみることも大切です．なかなかテーマが決まらないと思っている場合には，学会発表の場に出席して刺激を受けてみましょう．時代に即した，広く求められているテーマがみつかったり，漠然としていたものの焦点を絞り込むことができたりして，自分の考えを整理する助けとなるでしょう．

発表の場では質疑応答がありますので，積極的に質問し，ディスカッションをしていくことも，発表者・質問者相互に刺激を与え合うことができ効果的です．おおいに学会に参加し，たくさんのヒントが得られるように挑戦しましょう．研究は自分のキャリア形成につながり，それが積み重なって実績となり，専門職としての土台が築かれていきます．そのことを肝に銘じ，努力していきましょう．

テーマを検討する

❶演繹法で考え，推論は箇条書きに

疑問を感じたからといって，すぐにその疑問をそのままテーマにできるわけではありません．「変だ．なんだろう．どうしてこんなことになっているのだろう」という日々の思いの積み重ねを研究の

動機づけとし，さらに「この現象はどこでも起こっていることなのだろうか？　この病棟だけの出来事なのだろうか？」と疑問を深め，“調べてみたい”という思いにつなげていくことが大切です．臨床の現場で起こっているさまざまな現象や思いもよらぬ事故など，たくさんの例を分析していくことで，初めて，それらの現象や事故が今後も起こることであると証明できます．

テーマを検討するにあたっては，演繹法の考え方で疑問点を整理していきましょう．研究ではそれを“仮説（［仮の結論］，推論とよばれる）”として説明することにつながります．いま起こっていることが，どうして起こるのか仮説を立て，自分が主張したいことを「○○だから，こうである」という形で表現していくと，明らかにしたいことがはっきりします．

さて，「仮説を立てる」と言われてもどのように考えていけばよいかピンとこないかもしれませんね．仮説とは「仮の結論」のことなので，研究から自分がどのような結論を導き出したいかについて“仮に考えた結果”を先に示すということです．

仮説は直感やひらめき，気づきなどをフル動員して考えますが，これは，ふだんの生活のなかでも何気なく行っていることです．

たとえば，スタッフが元気がない様子で出勤してきたとします．「どうして元気がないのだろう」とまず考えます．「何か心配事があるのか」「どこか具合が悪いのか」「受け持ちの患者とうまくいっていないのか」などと推測していくことも一種の仮説になります．私たちは，患者に接するときにも無意識に仮説を立てながら情報収集をしています．

その仮説を立てた段階では，情報や考察が不十分ですから，精度は低いままです．そこで元気がない理由をスタッフに確認します．「元気のないスタッフに確認する」作業は，研究の場合，先行研究や臨床の現場でのデータ収集になることもあります．

自分が明らかにしたいこと（仮説）をはっきりさせるために，まずそれに対して思いついたことを箇条書きにしてみてください．その箇条書きを簡単な図で思いつくままに表現してみましょう．

矢印を使い，○でも△でもよいので，そのなかにいま自分が考えた箇条書きの言葉を入れてみるのです．すると不思議なくらいその構造がみえてきて，いま何をどのように考えていくべきか，研究すべきかがはっきりしてきます．

その図をもとに今度は文章化するという作業を何度か繰り返していくと，漠然としていた考えがクリアなものになり，テーマに結びつく可能性が高くなります．

では，具体的な例をあげて説明してみましょう．

❷研究テーマのみつけ方のいろいろ

◆例1：箇条書きから研究テーマをみつけようとする場合

近頃気になっている疑問や，研究テーマのヒントにつながるかもしれないと思うことが出てきたら，箇条書きにしてみましょう．箇条書きのよい点は，端的に要点を整理でき，項目の焦点がよくみえ，その後の分類がしやすいので便利です．

1)新人ナースの指導中に気になることを箇条書きにしてみます．

- 何か迷っていることがあるのか．
- 私の言い方が怖いのか．
- 他の看護師とは笑顔で話をしている．
- 私には笑顔をみせない．
- 朝のあいさつ時は目をみない．
- 質問すると答えは言える．

2)箇条書きのよい点・悪い点に振り分けてみます．上記1)の下線部をポイントとして書き出します．

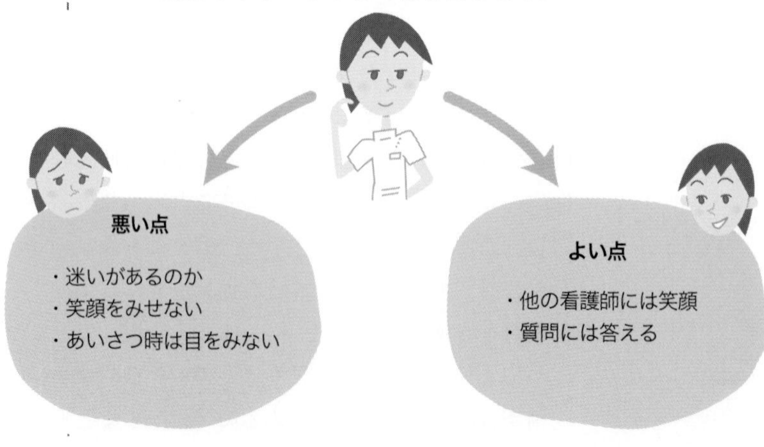

3)上記1)・2)から，新人指導方法を具体的に検討したいという自分のテーマがみつけられました．

◆例2：ロジックツリーを活用する場合

箇条書きの欠点として，不足している点がわかりにくいことと，重複した内容があるかどうかがみえにくいことがあります．たくさんの内容が書き出されていくとまとめにくくなるという欠点もあります．また，あまり箇条書きの内容にとらわれていると，全体像を見渡すことを忘れ，身動きがとれなくなってしまうこともよくみられます．

そのような場合は，ロジックツリーで整理する方法もあります．ロジックツリーは，物事を深く掘り下げて考えたり，原因を追究したりする場合に，階層を木のよう(ツリー状)にして図解で示すようなときにより効果的な方法です．

ロジックツリー作成時の注意点

1. 同じレベルの枝には，分類の基準がそろっていること
2. 上位の物事に共通している特徴になる内容が下位の段階のものに網羅されていること
3. 上位の物事に共通している特徴同士で重複がないこと
4. 要素間の関係が図解で示されていること
5. 下位に分岐(枝分かれ)していくとき，5～6項目くらいまでに整理されていること
6. 枝分かれしていくときに，漏れや重複がないこと
7. 常に相互の関係を確かめながら進めていくこと

このツリーで，追究したい目標を解決するための課題を階層化し，具体的に実行できる内容を各階層で表現していきます．その階層(ここではレベルとして表現しています)は何段階になってもかまいませんが，あまりに多いと細かくなりすぎ，漏れや重複の検証がしにくくなりますので，目安としては3～4段階がよいと思います．それくらいであれば一目瞭然で全体像が把握できるようになります．

たとえば，自分の職場で今年度の病棟目標として「インシデント

■主要目標　インシデントを減らす

レベル1	レベル2	レベル3
インシデントの内容を分析	転倒が多い	下肢の筋力が弱い
		患者の情報収集が不足
	誤薬が多い	何時ころが多いか
		どの薬のときに多いか
体制の整備	指導体制はどうか	新人が慣れてくる9月ころに多い
		準夜勤の交代直前に多い

Excel表記のロジックツリー

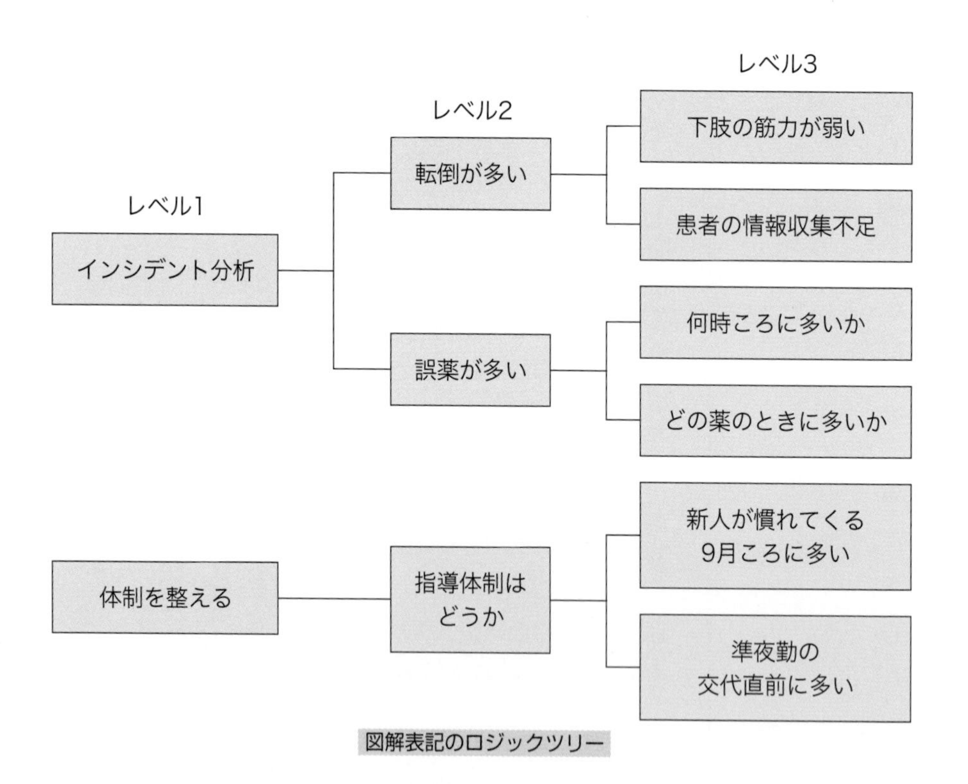

図解表記のロジックツリー

を減らす」があげられたとします．この場合，はっきりした目標があるので，左上に主要目標をおきます．

インシデントを減らすためには，まず現状のインシデントの内容分析や体制整備の必要がある，と考えたとします．まずその大きな枠(上位概念，物事に共通している特徴)をレベル1のように表し，その実態をレベル2(下位概念)で，さらに詳しい現場の状況をレベル3(現状・現象)で表現してみる……というような方法です．

◆例3：ブレーン・ストーミングからテーマを探し出す場合

指導者同士がブレーン・ストーミング形式で新人看護師の指導方法について話し合ってみることも一つの方法です．

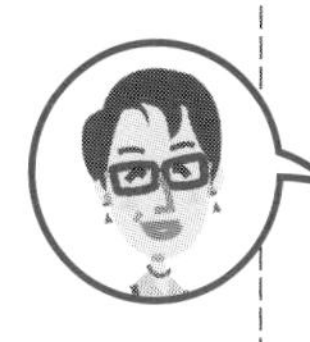

●ブレーン・ストーミング(brainstorming)について

ブレーン・ストーミングとは，よいアイデアをみつけたりするためによく行われる自由な発想法です

具体的には，1人が記録者となり，出てきたアイデアを参加者にみえるようホワイトボードや模造紙に書いていきます．参加者はそれをみながら次々と発想していきます

ブレーン・ストーミングのコツやルールには，次のようなものがありますので，参考にしてください

1. 既成概念や一般常識を捨て去って話し合うこと
2. 何でもよいので，たくさんの意見を出すこと
3. 人の意見を批判しない，くどくど説明はしないこと
4. 人が発想したアイデアから連想をしていくこと
5. 出てきたアイデアは参加者全員がみえるように箇条書きで記録すること
6. 発想はホワイトボードをみながら行うこと

Memo

KJ法とは
文化人類学者川喜田二郎によって考案されたデータ整理法で，名称は考案者のイニシャルに由来します．多数のデータを収集し，ブレーン・ストーミングによりアイデアを出して統合していくものです．

◆例4：KJ法を用いて話し合いの結果をまとめる場合

KJ法の概説はp.87を参考にしてください．この方法を用いる場合，まず，研究者同士でテーマの絞り込みに関するブレーン・ストーミングを行います．その際，模造紙などの紙と付箋紙を用意します．たとえば病棟の問題点について焦点を絞っていくとしたら，付箋紙1枚につき1つの問題点を手分けして書き出していくようにします．

工夫として，参加者ごとに付箋紙の色を決めておくとよいでしょう(後で誰が提案したかを確認するためです)．

書き終わったら付箋紙を出し合い，模造紙の上に並べます．内容

ブレーン・ストーミング
(自分の経験をたくさん出す)
情報を整理
(グルーピング，指導の優先順位を考える)
解決策を考える
(解決策が実際に指導に生かせるか実践して研究に結びつける)

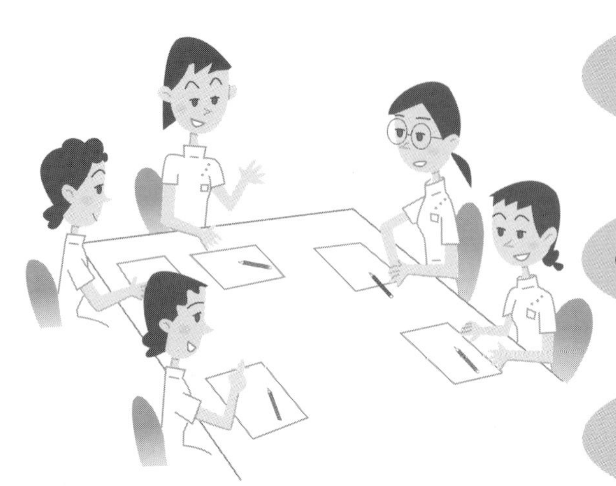

ブレーン・ストーミング

的に類似しているものは，付箋紙を移動させて隣同士に置きます．同じ内容の付箋紙は，捨てずにその付箋紙の上に配置します．こうして固まりをつくり，グルーピングしていきます．その固まりごとに，固まりの内容がわかるようにネーミングします．

仕上がったものを概観すると，全体の問題点を1枚の模造紙のなかでみることができ，どのような内容をテーマにしたらよいか，ヒントが浮かんできます．

以上のような方法を参考に，研究テーマをみつけていきましょう．

先行研究がなかったり，情報が少なかったりする場合，「仮説を立てて行う方法など，役に立たない」と思うかもしれません．しかし，精度はあとで考えることにして，まず結論を先読みすることで，やみくもに調査するよりも，少ない労力で短期間に結論を導き出すことにつながります．仮説に多少のずれがあったりする場合は，修正していけばよいわけです．

自分の立てた仮説が臨床の現場ではどこまで明らかになっているか，先行研究を調べて分析し，図式化(概念枠組み，p.48)していくことで，自分の研究の方法と道筋がはっきりとみえてきます．

テーマ　**看護師長のタイプ分類について**（看護師長たちの話し合いから）

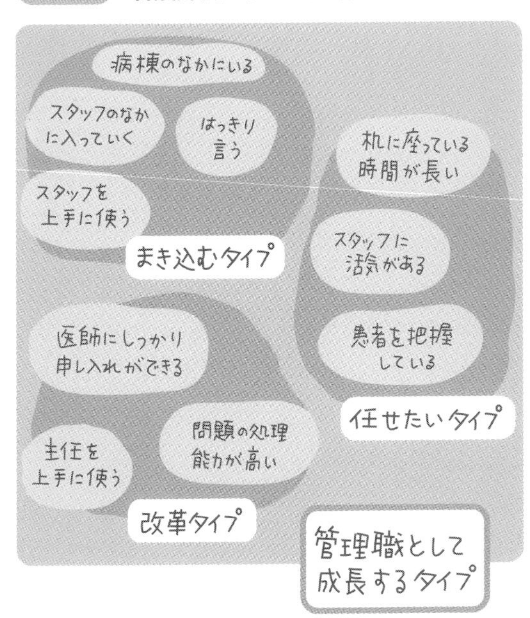

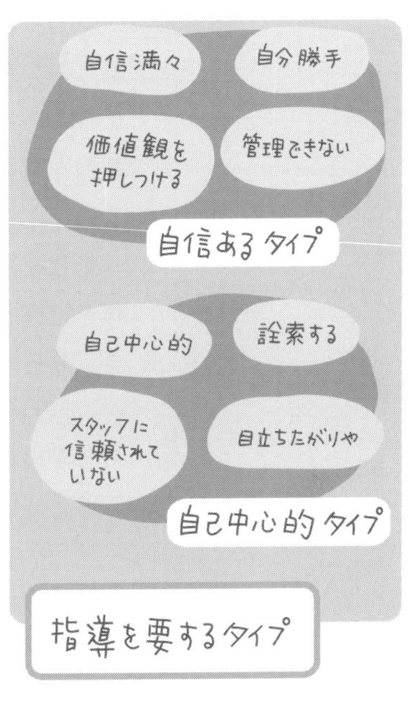

KJ法による話し合いの結果（模造紙の上に付箋紙が並べられたもののイメージ）

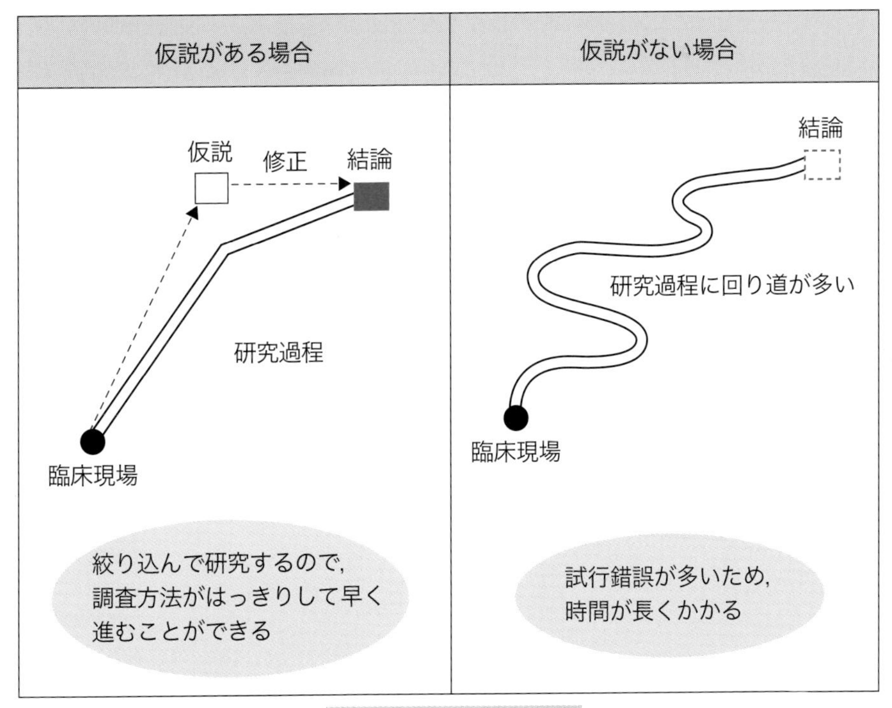

仮説がある場合とない場合

❸全体像の把握が大切

なお，臨床実践のなかから研究テーマを探し出そうとする場合，ある部分だけをみて判断すると，論理的な思考が阻まれます．そのようなことが起こらないようにするためには，まず，その現象の全体像を把握することから始めるとよいでしょう．そうすると，なぜそのことが起こっているのかが，みえてくると思います．

全体を説明してから個別を説明するようにすること，広く浅く全体を把握するように努めることで，特定の部分を深くみることができ，分析できるようになります．

「この現象を追究することが，実際の看護に役立つだろうか」と，自分が出合った現象を研究することが実践に役立つかどうかを，常に考えていくことができます．

これらの前提を念頭において，自分に合うテーマを考えて書き出してみましょう．

03 看護研究の流れ

看護研究の手順を確認しよう

❶研究のステップ

研究のステップには，一定の流れと決まりがあります．そのことをまず知ったうえで研究に取り組みましょう．一貫した研究を行うには，どうすればよいか考えながら検討していきます．

研究の発表的価値を高め，学会での発表につなげ，学術誌に論文が掲載されるためには，研究の流れを知っておくことが大切です．まず，おおまかな流れを**表1**に示してみました．参考にしてください．

■表1　研究の流れ

①研究の動機の文章化	どうしてこの研究に取り組もうと考えたか，きっかけや疑問がどのように研究の動機に結びついたかを，文章で表現する ※先行研究のなかから，動機の説明にかかわる文献を生かすとよいでしょう．動機を文章にするとき，1～2行ごとに根拠となる文献を入れると説得力が増します	p.16～28
②先行研究の収集(文献)	動機となった事柄が，これまで，どのような内容で，どのくらい発表されているかを調べる ※先行研究で結論はすでに出ているのか，まだ出ていないのか，これまでに発表された論文を読んで明らかにしましょう．一生懸命研究しても，そのことがすでに研究成果として発表されていれば，研究する価値がありません 研究にオリジナリティを出すためにも絶対に必要な過程です	p.35～44
③文献一覧表の作成	文献になりうる論文の要約(サマリー)を整理する ※収集した文献の内容がすぐにわかるように要約する必要があります．Chapter 4「文献検索の方法，文献の種類，文献一覧のつくり方」(p.35)を参考にしてください	p.35～44
④概念枠組みの作成	文献一覧表をもとに，取り組もうとするテーマがどこまで明らかになっているかを概念図で表し，明らかにしたい「仮説」を文章化する ※Chapter 5「概念枠組みの作成」(p.45)を参照してください	p.45～49
⑤研究方法の検討	文献でどのような研究方法がとられていたかを参考に，どの方法が最も適しているかを検討する	p.30～34

■表1　つづき

⑥発表期日の設定	自分にプレッシャーをかけるために，発表をいつ行うのか決める ※そのためには，学会発表の日程から逆算して研究のスケジュールを決めましょう	p.113
⑦研究対象者の選定	テーマに合った対象者の選択・依頼 ※院内の倫理委員会規定に従うことになります	p.31～33
⑧研究計画書の作成	①～⑦の内容を，研究計画書として作成 ※Chapter 9「研究計画書の書き方」（p.95）を参照してください	p.95～101
◎ここから本格的にデータをとるための研究開始になる！		
⑨倫理委員会への提出	院内の倫理委員会に規定の書類を提出し，委員会の許可を得る ※Chapter 8「看護研究方法の決定と倫理的配慮」（p.90）を参照してください	p.90～94
⑩データ分析	データはパソコンで整理	p.102～104
⑪データ収集	研究計画書に沿ってデータ収集	p.50～89
⑫結果の図表作成	分析したデータのうち，図や表にしたほうがわかりやすいものはパソコンで作成 ※研究結果は図表で示さないと効果がありません．図表は必ず作成してください	p.58～65，102～104
⑬結果の解釈	図や表の内容を分析 ※仮説で予想していた結果と違う場合の解釈は，丁寧に行いましょう	p.82～83
⑭論文の作成	まず，結果の図や表を示す．それに合わせて，一貫性をもって論文を仕上げる	p.105～109
⑮研究の限界	結果からみえる研究の限界は何かをはっきりさせる	p.107
⑯学会発表の応募	学会の投稿規定に合わせ，論文と抄録を作成し応募する	p.110～111
⑰論文の応募	学会発表後，発表した研究論文をその学会の学術誌に投稿する．掲載されると正式に論文として認められる	p.112～116

❷研究の種類

研究の種類は明確に区別することができませんが，**表2**に代表的な研究といわれているものを簡単に示しました．自分の研究にはどんな手法が適しているか迷ったときに参考にしてください．

■表2　研究の種類

歴史研究	過去から現在までの歴史的事実の調査 ※自分の研究テーマが，いつの時代からどのような歴史的な背景の影響を受けていたか，などの調査を行います
量的研究	質問紙で調べ，統計的手法で分析 ※自分のテーマが，過去にどのように調べられ，どこまで明らかになっているかを，まず文献から探します．それを受けて質問紙の項目を作成します
質的研究	面接・観察・カルテの看護記録などの実態から臨床の現場で起こっているさまざまな現象を明らかにします ※面接や観察の結果を駆使するため，録音や録画を行います．これらはすべて逐語録に起こして分析します．テープ起こしは大変時間がかかるものですが，臨床現場で起こっている事柄から研究に必要なものを抽出していくうえで大変効果的な方法です
文献研究	自分のテーマがすでにどの程度研究されているか，明らかにされていない部分は何かをさぐります ※自分の研究しようとするテーマを過去にさかのぼって調査します．このような研究の原点というものは，10年くらいさかのぼらないと明らかになりませんが，それでも基本文献がみつからなかったら，みつかるまで年代をさかのぼる必要があります 文献研究は，時代的背景からも探る必要がありますので，注意深く検索してください
実験研究	実験環境で仮説を証明していく方法です ※環境条件を整えて実験をしますが，まず，ナース同士で実験したい内容をプレテストとして行います．臨床の現場で実際の患者に使用してみることはできません．医学研究では盛んに行われていることですが，この場合でも必ず倫理委員会の許可が必要です
事例研究	特定の事例，特殊な事例を取り上げて分析していく方法です ※1つの事例を，ケアの方法をとおして深く丁寧に追究し，そのなかの要因を分析します
症例研究	患者の症状や病状・検査結果などを，数多く追究しながらまとめていきます

研究対象者を選ぶには

研究の種類に何を選ぼうとも，臨床の研究対象者は，患者，患者の家族，ナース自身や医療者が書いたカルテ記録・検査データが対象になる場合が多いです．どの対象に絞るかということでテーマも変化してきます．研究しようと仮説を立てることができたら，次にその仮説を検証するための対象を選ぶことになります．

さて，近年の学会規定のなかで注意を喚起していることに「研究対象者に負担をかけてはいけない．そのためには，取り組もうとしている研究は実践に活用される価値があるか，十分に検討して独自性を確認し，進めてほしい」といった内容がありますので，十分に心がけてください．

対象が決まったら，本来は対象となる集団すべてを調査する必要が出てきますが，実際にすべてを調査することは，労力や費用の面から非常に難しいことです．したがって，一般的に，調査対象になる集団全体(母集団)のなかから一部を抜き出す標本調査が行われています．

たとえば，糖尿病患者の食事指導の指針を得ようとする場合，まず対象になる年齢を決めます．60歳以上，入院か，通院か，施設は大学病院か，県立病院・市民病院・診療所・訪問看護ステーションか，などを設定していく必要があります．要するに，仮説に合わせてどのような施設を対象にして標本(どのような内容なのか基本になるような項目)をつくるのかを決定していきます．

一般に標本数は多いほどよいといわれています．研究発表をみていると，100～500くらいのサンプル数が多いように思います．量的な研究を行う場合はとくに対象数を考慮しましょう．

質的な研究において面接などを実施する場合は，100人という大人数では大変なことになりますから，仮説に合わせて少人数を無作為に選び，1人ずつ面接をし，整理しながらデータを収集し続けていくことになります．

たとえば糖尿病患者の場合，食事の自己コントロールを阻害する因子に，家族構成・年齢・糖尿病歴などのいろいろな因子が考えられますが，調査内容によって，研究者が手をつけられる因子に絞って行うことが必要です．

過去の先行研究の因子も参考にし，分析したい内容を欲張らないように気をつけてください．多数の因子を選びすぎてどのように処理してよいか，迷ってしまう場合が多く見受けられます．

以上を参考に，仮説，研究内容により目的に合った対象と数を決定してください．

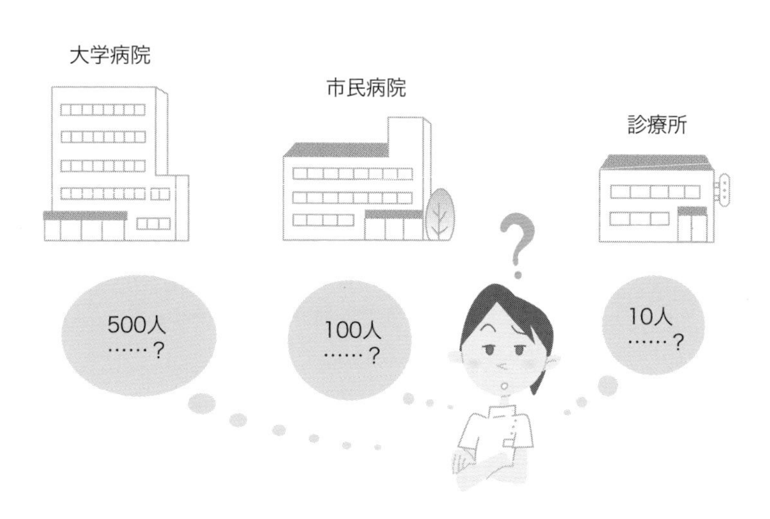

標本数は研究方法に合ったものを

研究方法を選ぶには

自分が行おうとする研究が，どの方法をとれば最も成果があがるか，最初からはわからないと思います．その場合，まず方法を選ぶよりも，どのようなことをしたいのか考えたほうがよいでしょう．どんなかたちで示したいのか，それをはっきりさせることが優先されます．しかし，なかなか考えが前に進まないときは，文献の検索を開始してみるのがよいと思います．

文献のなかに研究方法が具体的に書いてありますので，それを参考にすれば，てっとり早いともいえます．

また，おぼろげながら浮かんだことを，頭のなかだけで考えるのは避けましょう．どのようなことをどのように進めていけばよいか複雑でなかなか表現できそうにない場合，思いついたことをフローチャートで表現していく方法があります．

フローチャートは，業務の改善や電子カルテ導入のように，さまざまな要素が入り乱れて，どのように考えてよいか，道筋が混乱しやすい状況を分析するときに，大変効果的に利用できます．また，業務改善の明記や，基準化，定例化した日々の繰り返しがあるルーチン的業務のマニュアルを表現する場合にも，内容が可視化でき，病棟全体の構造がみえますので役立ちます．

研究の流れを考えていくときにも，どこから手をつけてよいかわからない場合に利用できます．病棟の問題点を明らかにするために，気がついたところから抜き出し，問題点として洗い出してフローチャートで表現してみましょう．縦・横の展開は，どちらの方法がよいか考え，使いやすいほうを選んでください．

おぼろげながらでも研究方法が決まったら，研究の進め方の手順を考えてみましょう．

方法（進め方）を図式化した代表的なものとして，研究の流れを表したフローチャートの例を**図1**に示します．

このようなフローチャートにより問題の背景を把握したうえで，**表2**(p.31)を参考に，効率的に進められる研究の種類を確認して取り組むことも効果的です．

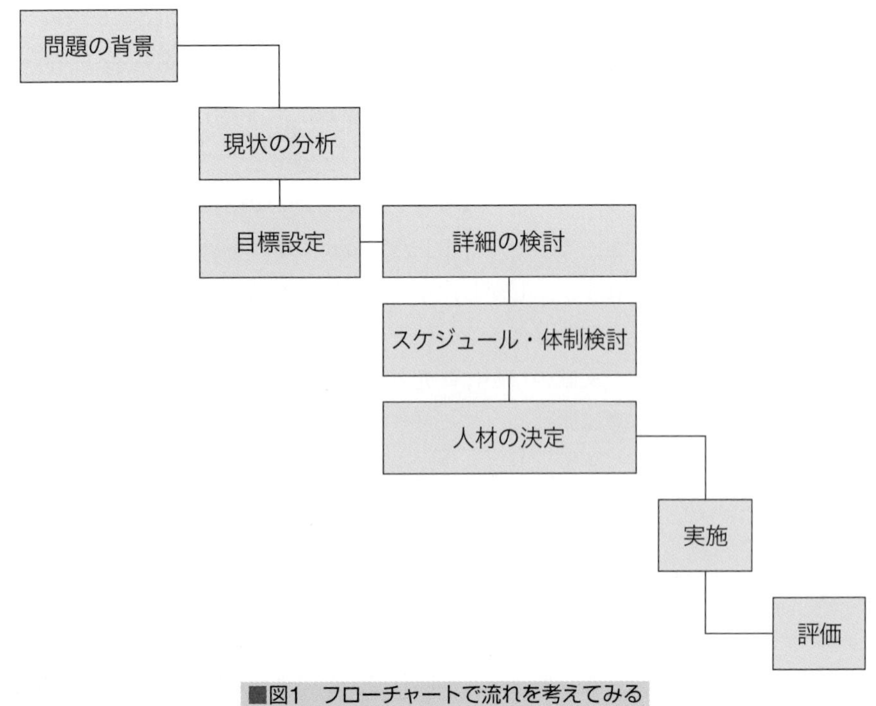

■図1　フローチャートで流れを考えてみる

04 文献検索の方法，文献の種類，文献一覧のつくり方

先行研究～文献を調べてみよう

では次に，研究にあたって欠かせないこれまで発表されている文献を調べる必要があります．それが，先行研究の検索です．

医療の日進月歩に伴い，看護も日々進歩しています．また，昨今の看護界のトピックスに目を向けると，法律そのものが改正されたり，診療報酬でも加算される看護ケアがあるなど，多様な変化があります．看護関係の学会も大幅に増えて，毎年学会発表や論文発表がされています．アンテナを張り巡らしておく姿勢が大切です．

なかでもいちばんの情報源はやはり新聞です．気になる新聞記事は切り抜いておくことも必要ですし，その記事の根拠となる厚生労働省の発表や学会の研究発表などを検索していくことがとても重要になります．そうすることにより，自分が研究しようとしているテーマが適切であるか，方向性が間違っていないかを確認することができるからです．ふだんから気にかけていれば，情報はおのずと目に飛び込んできます．

常に
トピックスに
アンテナを
厚生労働省の
発表も
新聞も check

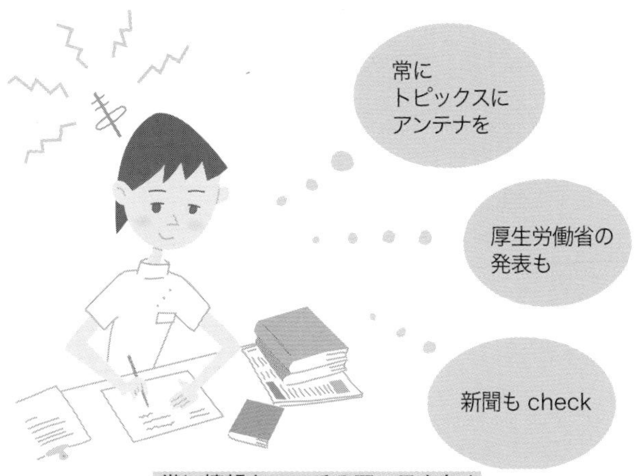

常に情報キャッチのアンテナを！

文献検索の方法

文献検索には，以下のような施設や媒体を利用します．

文献検索の種類

- 図書館（日本看護協会，国会図書館，大学の図書館など）
- 医学中央雑誌Web版（医中誌Web）
- インターネット（キーワード検索による方法）
- 文献の巻末にある著者の引用・参考文献

❶インターネット

現在はインターネット検索が一般化しています．言葉の意味に疑問を感じたときなどに確認のために使用する場合は，大変有効です．文献を探す場合も，キーワードからインターネット検索することが多くなりました．

たとえば医中誌Web（医学中央雑誌Web版）は特定非営利活動法人医学中央雑誌刊行会が作成する医学文献検索のためのデータベースサービスで，インターネットで検索することができます．近年は看護関係の文献も充実してきましたので参考にしてください．

「医中誌Web」 https://search.jamas.or.jp/

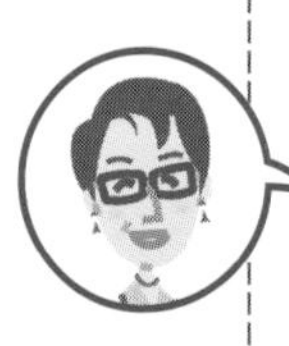

● MEDLINE（メッドライン）について

MEDLINEは世界最大の医学・生命科学の文献データベースです

米国国立医学図書館が作成し，1997年ころから「PubMed」の名称でインターネット上で公開されています

約80か国で出版された3,000万を超える文献が網羅されており，毎月多くの文献が新たに追加されています

インターネット検索で気をつけることは，キーワードの選び方です．キーワードが適切でないと，まったくヒットしないこともあります．その場合はちょっと言葉を工夫してみましょう．たとえば，「患者の安全管理方法」と入力してみて，あまり文献がヒットしなかったとします．そこで，「患者」と「方法」を抜いて「安全管理」で入力すると，今度はたくさんの文献がみつかって困ってしまうかもしれません．そのなかで，タイトルから「これだ!」と思うものをみつけたら，内容を読んでみるという作業をするとよいと思います．それでもやはり納得できる内容でなければ，キーワードを変更して検索しなおすことを繰り返していく方法をとってください．

引用については，重要な注意事項があります．

私の経験ですが，学生のレポート提出時，びっくりすることがありました．5人のレポートに同じ文章がみつかったのです．どの学生のものにも，文献名が入っていません．そこで，学生に質問したところ，インターネットのウィキペディアからの引用であることが判明しました．ウィキペディアからの引用は避けなくてはなりません．とくに，個人のブログ等の内容は，絶対に使ってはいけません．研究には根拠が必要だからです．

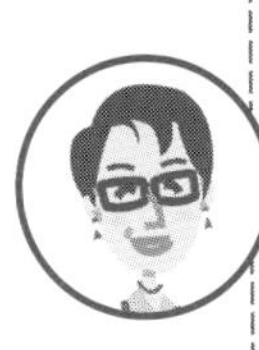

●ウィキペディア（Wikipedia）について

ウィキペディアは，米国の非営利団体が運営し，利用者が自由に執筆できるいわゆるフリー百科事典です．無料であるため，活用しやすいのですが，論文執筆の際に引用するのは絶対に避けましょう

ウィキペディアもそのうち，百科事典扱いで，用語の定義などで活用できる時代がくるかもしれませんが，現在はまだ許されていません．気をつけてください

研究者同士がブレーン・ストーミングとして，非公式な場で話題提供していくようなときであればよいのですが，論文の価値を高めようと努力しているときに，ウィキペディアは使用しないでください．ただし，ウィキペディアは，研究を開始する前段階にヒントを

探すのに使う場合には有効性が高いといえるでしょう．繰り返しになりますが，論文への引用は厳禁です．十分注意しましょう．

❷文献の価値

文献は新しいものであればあるほど価値があります．看護界でも毎年新しい発表が数多く行われ，文献が蓄積されています．参照する文献はできるかぎり近年のものに絞りましょう．5年ほどさかのぼって検索するとよいと思います．しかし，研究テーマになる基本文献を探す場合には，年代にこだわらずに探す必要もあるでしょう．

一つ注意しておきたいのは，文献は，さまざまに研究され，エビデンスが積み重なると，リストに載らなくなることです．それは，その文献のテーマについて，すでに効果的なケア方法が明らかになり，実践に生かされているためです．

このことを知らず，「文献がみつからないので，まだ研究されていないのではないか」と勘違いする人もいるかもしれません．

私の経験ですが，あるナースに研究指導しているときに，その人が「自分のテーマが，どうにもヒットしない」ということを言っておりました．「その内容については，過去に研究されていて，すでに臨床の場で使用されている」と説明しても聞き入れず，「納得できないので，研究する」といって研究を続け，院内で発表しました．発表の場では，「いまごろどうしてそんな研究をするのか?」という質問が大半を占めました．

この原因は，看護界の変化をキャッチできておらず，自分の職場しかみていないため，世の中の変化に気がつかなかった，ということです．自分の病棟が実施していないので，まだ研究されていないのではないか，という考えにとらわれていたのです．

この職場の管理職である看護師長の問題もあるでしょうが，ナース自身が「井の中の蛙」になって外に目を向けようとしていないことに原因があるのは明らかです．

時代に合わない研究をしてしまわないためにも，やはり学会等で常に研究の潮流（トレンド）を視野に入れておくことをお勧めします．よいとされている看護ケアをいち早く取り入れ，実践するなかで改善していく姿勢こそが，看護ケアの発展に必要です．

❸文献の種類

文献の種類にはさまざまなものがありますが，自分の研究論文の価値を高めるためには，文献として学術論文を多く選ぶことをお勧めします．

学会誌には論文投稿規定があり，また査読委員会で論文の妥当性についての検討が行われます(Chapter 13「発表の準備，応募の方法」p.112参照)．研究としての根拠がはっきりしており，また使用しやすいため，参考文献(研究資料)には学会誌(学術誌)に掲載されたものを活用しましょう．

ここでは代表的な看護学会の一つである日本看護科学学会の投稿規定を参考に，文献の種類を**表1**にまとめました．参考文献を選ぶ場合は，原著論文を選ぶことを心がけてください．

投稿規定はどこの学会にもあるものです．参考にしてください．論文投稿の場合に必要になります．学会誌の最後のページには必ず投稿規定が載っています．自分はどのジャンルで投稿するのかも確認する必要があります．

■表1　日本看護科学学会における文献の種類

論壇	看護学に関わる問題や話題のうち，議論が交されつつあるものについて今後の方向性を指し示すような著述や提言	8枚以内
総説	看護学に関わる特定のテーマについて多面的に内外の知見を集め，また文献等をレビューして，当該テーマについて総合的に学問的状況を概説し，考察したもの	12枚
原著論文	看護学の知識の発展に貢献する研究論文であり，オリジナルなデータもしくは分析に基づいたもの．得られた知見と実践への示唆が論理的に述べられているもの	16枚
短報	看護学研究として迅速に公表する意義のあるもの．例えばパイロットワークや小規模研究であるが，迅速に公表することで，他研究者や今後の看護学の発展に寄与する可能性があると判断したもの	4枚
資料	看護学の発展において，臨床や教育現場に何らかの示唆をもたらし，資料的価値があるもの．例えば，実践報告・各種の活動紹介など	12枚
その他	委員会報告，理事会・編集委員会からの依頼原稿など	その都度定める

日本看護科学学会　2018年(平成30)2月18日改正

❹文献の読み方，クリティーク(critique)のしかた

研究者たちが文献を読むとき，「論文のクリティークをする」という言葉をよく耳にします．英和辞典によると，クリティークという単語はフランス語からきていて，「批判，批評」という意味があります．つまり，「論文を批判的に読む」ということなのですが，ただ批判すればよいというわけではありません．考えながら，建設的に読み込むということです．

自分がみつけた論文をすべて読み込むのは大変です．さっと目を通してみて，これは絶対に詳しく読んだほうがよいと思う論文を，しっかり深く読むことになります．

クリティークの作業は，実際に論文を書くときに必ず参考になります．論文作成に生かすために，**表2**にまとめた点に注目してクリティークしてください．

■表2　クリティークの際の注目点

研究タイトル	このテーマで，研究者は何を言おうとしているのか 一目で内容がわかるように言い表しているか キーワードが入っているか 25字くらいで表現されているか
はじめに	文献が入っているか 文献をしっかり読んで(クリティークして)使っているか 研究動機が，臨床看護の実践のなかから生まれているか この問題の背景はどんなところからきているかが明記されているか 研究テーマが臨床の実践にどのように役立つと考えているかが明記されているか 研究目的が明らかになっているか
用語の定義	論文中に使っているキーワードが説明されているか ※「用語の操作的定義」ともいわれる．単に辞書を引いて説明するのではなく，いろいろな文献を読んだうえで，「自分はこの言葉をこのように使う」という考えのもとに定義づける
目的	何を研究していくのかが明確になっているか 「研究テーマ」と合っているか
方法	具体的にどのような方法をとって研究したのか 研究方法は，他人が使用できるように表現しているか 「研究デザイン」は，研究のタイプ(p.42参照)を書いているか
倫理的配慮	研究対象に対して倫理的配慮をどのように行ったか ※Chapter 8「看護研究方法の決定と倫理的配慮」(p.90)を参照してください

■表2　つづき

結果	図表は，得られたデータを明確に表しているか 図表はみやすく，わかりやすく工夫されているか 目的に合っているか
考察	結果を十分に考察しているか 文献を使用しているか 臨床の現場でどのように利用できるか，参考になるか，を述べているか
結論	結果と考察を加えながら明らかになったことを表現しているか 研究テーマ，目的，結果，考察が一貫しているか
研究の限界	方法やデータ等に限界があったことを述べているか
おわりに	研究の反省を述べているか
利益相反	この研究は利益を生む企業との関連はあるか
文献	文献のリストは正しいか 引用文献の表記は正しいか ※応募する学会により，表記のしかたが違う場合があるので，その学会の方式に従うこと
文章構成	言葉の使い方は適切か 接続詞，「てにをは」の使い方は適切か 論理的に表現しているか

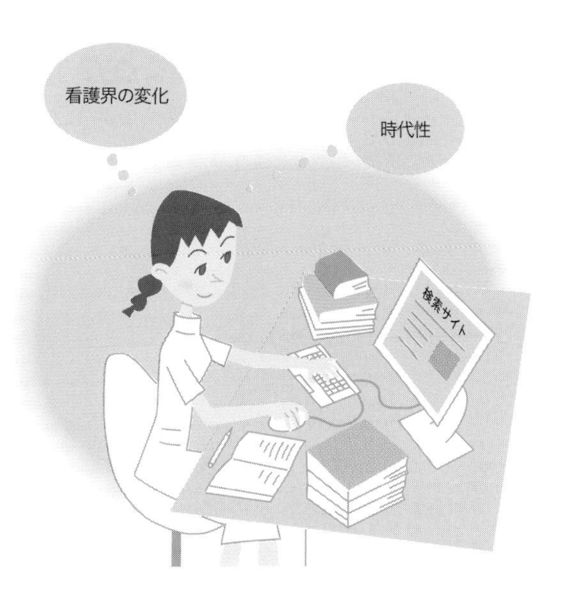

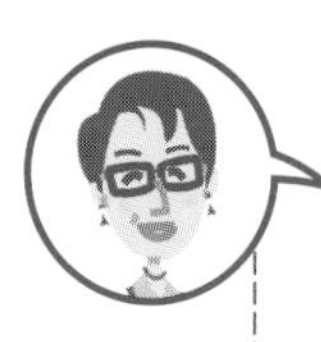

●研究のタイプ

表2のなかに出てくる研究のタイプについて，簡単にご説明しましょう

- **アクションリサーチ**
  調査の対象者を，単なる情報提供者ではなく，調査の立案，結果分析，結果の解釈などの場面における重要な協力者とみなす手法
- **横断研究**
  断面調査ともいう．複数の研究対象の，ある一定期間（または一時点）での要因と結果を収集する方法
- **縦断研究**
  同一の研究対象の，時間的経過に伴う変化などを追跡調査する方法
- **エスノグラフィー**
  一般的に，フィールドワークともいわれる．調査対象の現場に入り込み，得られた観察結果とインタビューなどをもとに研究を行う手法
  ※グラウンデッド・セオリーについては，Chapter 7「質的研究のアプローチのしかた」（p.66）で後述します

❺文献一覧のつくり方

文献の収集は，明らかにしたい仮説をイメージし，仮説を成立させるためのいくつかの要点を考え，その裏付けとなるような過去の論文を集めていくものです．

研究に関連するキーワードをもとにみつけた文献を読んだら，それぞれの文献についてサマリー（summary）を作成します．サマリーは120～200字程度くらいにまとめましょう．だらだら書くのではなく何をどんな方法で研究し，何が明らかになったか，要点をふまえて短く書くことを心がけてください．

次に，それらの文献を**表3**のような体裁の文献一覧として表示します．

また別の例として，ナースに看護師経験年数についてのアンケートを実施したとします．ここでは説明を簡単にするために，5人が有効回答をしたと仮定します．

まず，以下のように，5人のアンケート結果をパソコンに1つずつ入力していきます．

■例：看護師の経験年数

No.	性別	看護師経験年数
1	女性	6
2	女性	8
3	女性	3
4	男性	4
5	女性	6

次に性別ごとに経験年数別の人数を集計します．みなさんがよく使っているExcelでいえば，行に性別を，列に経験年数をもってきて，次のような表ができ上がります．

	1年	2年	3年	4年	5年	6年	7年	8年
女性	0	0	1	0	0	2	0	1
男性	0	0	0	1	0	0	0	0

これがクロス集計です．このような形式の表は前に述べたようにクロス表とよばれ，2つの変数（ここでは，性別と経験年数）の関係を知るために用いられます．

検定方法

アンケートで集めた標本（資料）が，母集団の特性をどの程度正確に示し，仮説で示した内容が導けるかを確率で推論することを，検定といいます．

百分率や偏差値などは，アンケートで得られたデータの特性を数的に表すものです．そのために行う検定として，χ^2（カイ二乗）検定やt検定があります．

χ^2検定は，標本が比率で示されているときに，母集団間の度数や比率を検定するのに使われます．また，t検定は標本が平均で示されている場合，2つの平均の差を検定するのに用います．

検定する場合の用語に，「有意水準」というものがありますが，こ

Memo

偏差値とは
すべてのデータの平均値を算出し，この平均値からの散らばり具合を計算した数字を標準偏差といいます．個々のデータを，平均値が50，標準偏差が10となるように標準化して表したのが，偏差値です

れは仮説を棄却する場合の境界値で，普通は5％か1％に設定します．一般的な表では有意水準1％で有意に差があれば，判定マーク＊＊をつけ，5％で有意に差があれば判定マーク＊をつけて表します．

❺グラフのいろいろ

グラフには基準となる向きがあります．この基準に必ず沿うように作成してください．

たとえば，時間は左から右に流れます．

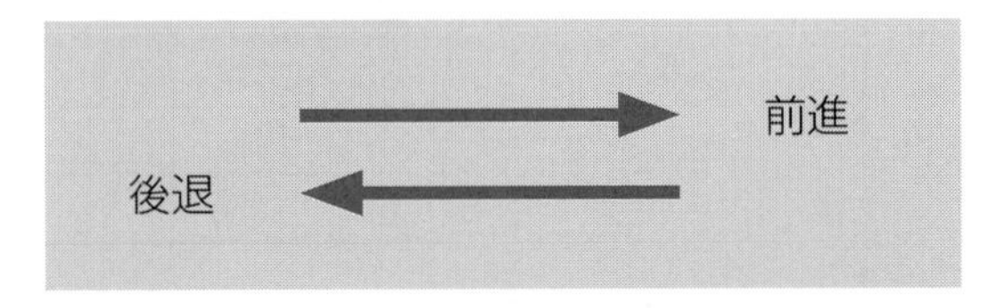

数量は，上にいくほど大きく，下にいくほど小さくなります．

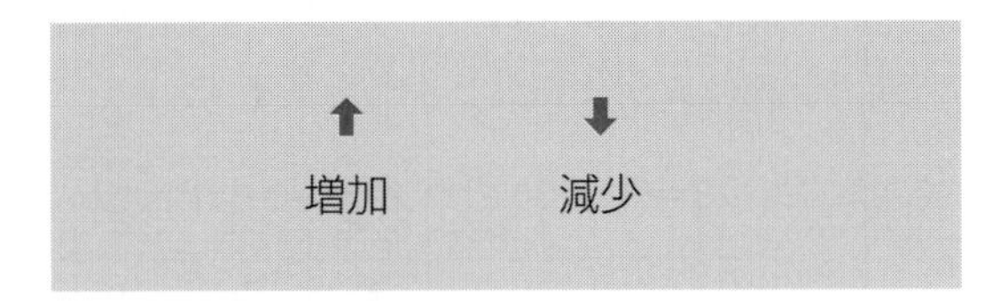

このような原則を守って作成しましょう．

では，グラフの種類について説明していきましょう．

◆円グラフ

円グラフは，英語で「パイチャート」といいます．円形のグラフを扇形に，まるでパイを切り分けたように区切って表すためです．円グラフは，それぞれの項目が全体の何％か，また，それらの大小の差がひと目でわかるものです．初心者に「図を書いてください」というと，円グラフを書いてくる人が多いです．また，よく円グラフを2つ並べて比較したいという人がいますが，円グラフ同士では比較はできません．全体の構成割合をわかりやすく示したいときなど，円グラフを使用するのに適したケースかをよく考えて使いましょう．

臨床の現場では，円グラフは比較的活用しにくいツールです．できるかぎり，棒グラフなどで表示したほうがわかりやすい説明ができると思います．

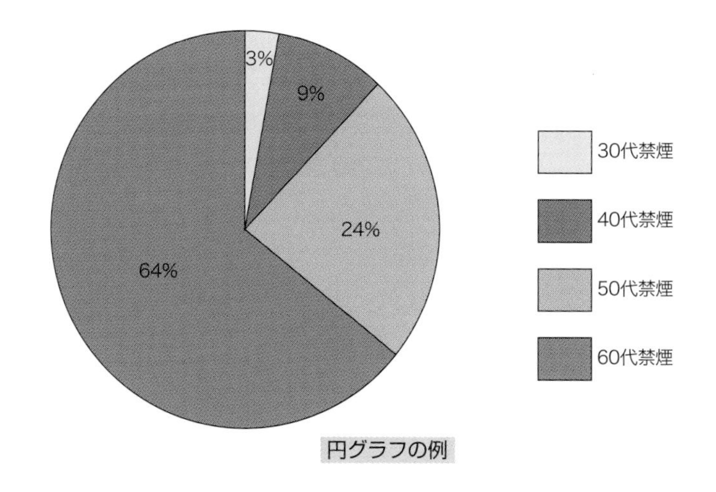

円グラフの例

◆棒グラフ

棒グラフは，棒の長さで各項目の数値を表します．項目間の数値の比較がしやすく，数量間の関係を解釈するために研究データには最も使われる頻度の高いグラフです．3Dで示す棒グラフが使いやすいと思います．

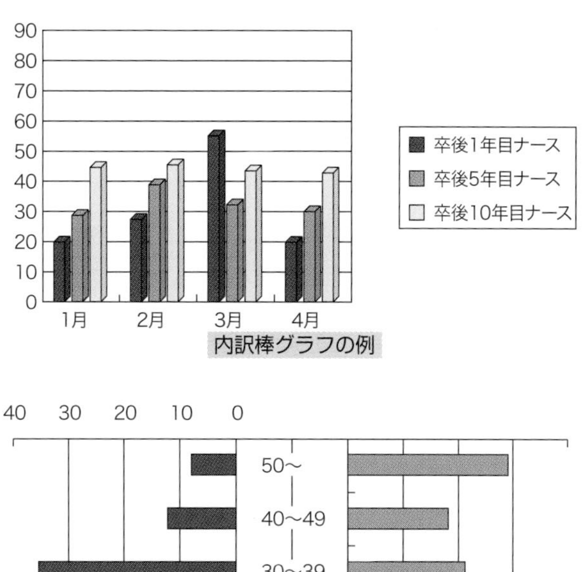

内訳棒グラフの例

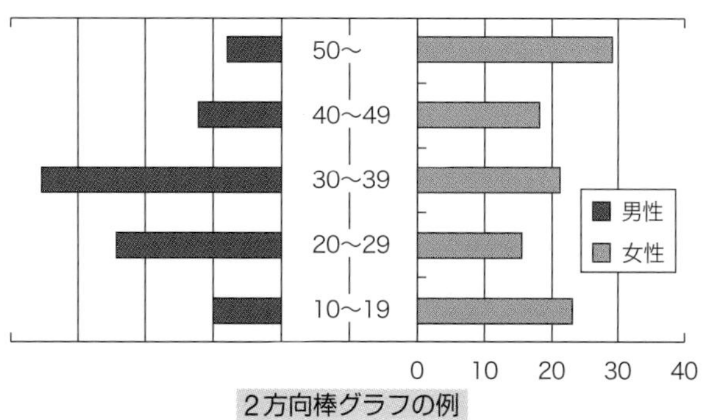

2方向棒グラフの例

◆ヒストグラム

ヒストグラムは，度数分布表をグラフにしたものです．長方形の面積で度数(データの個数)を表します．各長方形は間隔をあけずに並べて表示されます．

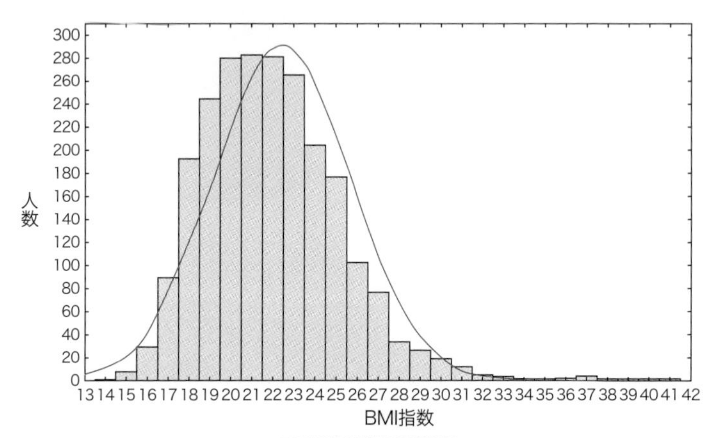

ヒストグラムの例

◆折れ線グラフ

折れ線グラフは，データの変化を点で示し，それを線で結んで表します．折れ線グラフを作成する場合には，縦軸と横軸に何をとるのか，どのような単位で示すのかを，最初にしっかり決めます．

折れ線グラフでは，同じグラフのなかに数種類のデータを同時に表すことがよくあります．各軸で何を表すかをきちんと決めておかないと，わかりやすいグラフをつくることができないので，注意してください．

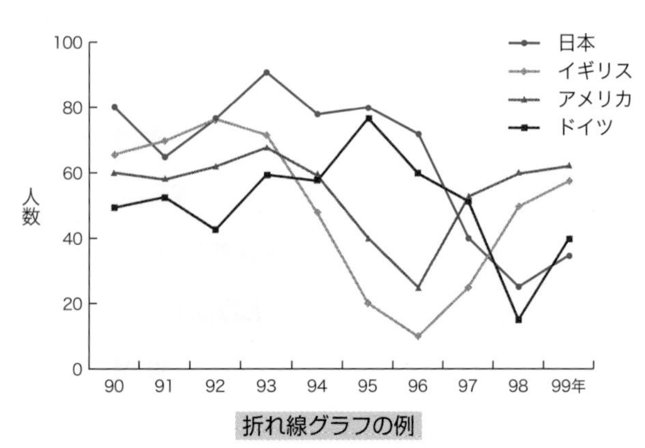

折れ線グラフの例

◆帯グラフ

円グラフが全体を円で表し，パイのように切り分けてそれぞれのデータの割合を表すのに対し，帯グラフは，全体を1つの長方形で表し，それを分割して面積の大きさで個々のデータの割合を表します．一般に割合の大きい順に左から区切っていきます．

面積の内訳で比較することになりますので，内訳の変化を示していく場合は効果的です．

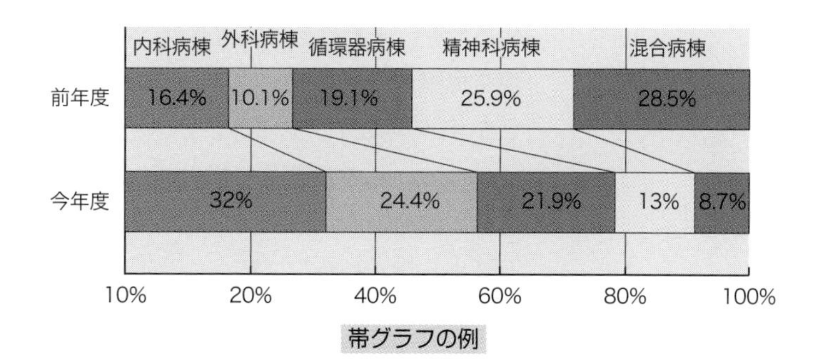

帯グラフの例

◆レーダーチャート

レーダーチャートは，別名をクモの巣グラフともいいます．複数の項目の原点を同じ点にとり，そこから放射状にそれぞれの項目の軸を伸ばしたもので，データをプロットしたあとに隣同士のデータを直線で結ぶことで，各項目のバランスなどがひと目でわかるようになっています．

病院では，臨床の現場で看護部が実施している「目標管理面接」などに使用しているところが多いようです．

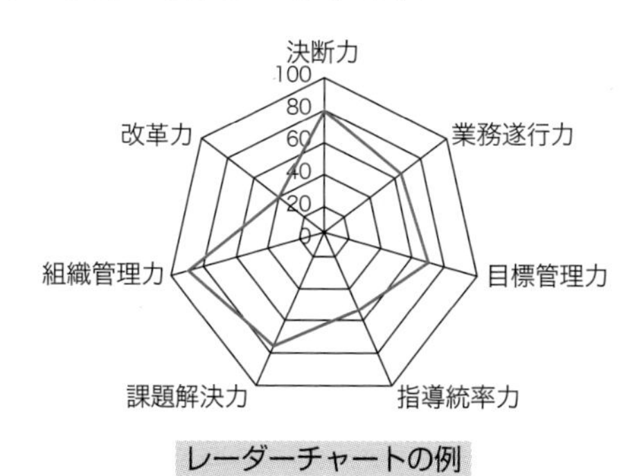

レーダーチャートの例

※例示されたグラフは参照用のものであり，実際に収集したデータではありません．

07 質的研究のアプローチのしかた

質的研究データの収集方法

看護研究の対象は，人間の存在そのものであり，患者・看護師間で起こった“ある現象”をとり上げるものです．その現象を文章化したり，または数値に置き換えたり，面接場面で得た主観的な表現を何例も積み重ね，コツコツ続けていくことで，その蓄積が「根拠」となり，「エビデンス」になっていきます．

かつて，私の教え子が修士課程で指導教官に「量的研究が研究であり，質的研究は研究ではない」と言いきられ，悩んでいたことがありました．しかし，私たちの臨床現場は，数量的データによってのみ分析しうる現場でしょうか．

近年，看護界において質的研究は急速に普及したように思われますが，臨床現場における研究は，社会学者が提案した認識論的研究，現象学的研究，エスノグラフィー，グラウンデッド・セオリーなど，さまざまな手法をとり入れ，工夫・模索しながら続けられてきました．これらの手法は，数値の統計だけでははかりきれない人間の主観的な体験等をとらえるため，主に1970年代以降，開発されてきたものです．

しかし，結局は，患者に起こっている現象について「何だろう」と疑問が生じ，何らかのアイデアがひらめいてデータを収集したなら，それを数的に分析していくのか，会話や行動そのものを分析していくのか，その手法に違いがあるだけだと思います．

臨床看護研究にはさまざまな方法があります．カルテの看護記録から読みとる方法，ナースの行動分析（参加観察）を行う方法，インタビュー法などです．

質的研究では，面接によるインタビューが比較的多く用いられます．その本人の言葉，会話の内容から，言語化された心理的内容を分析していくものです．また，病棟で起こっているさまざまな現象を参加観察のような方法で情報収集し，言語化してデータとする場合もあります．観察してデータを集めた場合，質的でも量的でもどちらでも研究はできるわけですが，質的研究においては，情報提供者（インタビューされる人）の心に潜む世界（現象）を文章化し，それを研究者が主観的に解釈して，構築（コード化，ラベリング，カテゴリー化）し，分析していきます．対象者の心に潜む世界のある側面を研究するのが質的研究なのです．

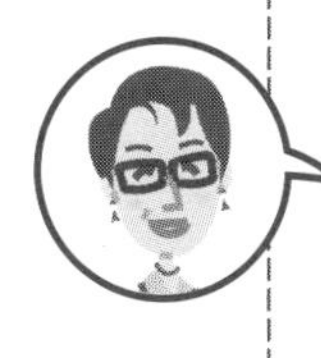

●量的研究と質的研究の特徴

量的研究・質的研究は対立するものではなく，相互補完的なものです
それぞれの特徴を簡単に比較しておきましょう

●量的研究
客観的に測定された量的データを演繹的に分析していく．標本数が多い．データ分析には統計を用いる

●質的研究
研究対象者の主観を含む質的データを帰納的に分析していく．標本数は量的研究に比べて少なめ．データの分析は研究者自身の思考力による考察で進められる

では，具体的な手法について説明していきましょう．まず，データの収集方法について述べます．

❶参加観察（参与観察）法

参加観察（参与観察）法は，社会学や文化人類学などの学問分野で発展してきました．ある社会に数か月滞在し，その社会の一員としてともに生活し，観察，聞き取り調査をするのですが，その際に，カメラやボイスレコーダー，フィールドノートを用いて記録することでデータを収集する方法です．

この方法を巧みに使った研究を紹介しましょう．

社会学者のバーニー・G・グレイザー（Barney G. Glaser）とアンセルム・L・シュトラウス（Anselm L. Strauss）の著書「死のアウェアネス理論と看護——死の認識と終末期ケア」で，わが国では，木下康仁氏により翻訳され，1988年に医学書院から出版されています．

2人の著者は，サンフランシスコの6病院で，観察と面接を組み合わせてフィールドワークを行いました．その方法は，スタッフのあとをついて回り，彼らが働く様子を観察，インタビューしたりします．また観察した患者の様子をスタッフ同士で話し合っている会話に耳を傾けたり，スタッフたちが患者の病状経過をどのように観察しているか，様子をつぶさにみていくものでした．このあいだ，スタッフには「病院の研究」をしているとしか告げられていませんでした．フィールドワークは，昼夜を問わず行われ，6年間資金援助を受けて続けられました．

この方法は参加観察(参与観察)法そのものです．

つまり，対象者を観察して，実際にその人がどのような行動をどのようなときにとるのか，研究者がしっかりと対象者に張りつき，一緒に行動しながら，データをとっていく方法です．

その場合，対象者の邪魔にならないように，また，対象者に意識させずふだんの行動をとってもらうため，気づかれないように追跡していくことが必要です．対象者が実施した行動の内容は一つひとつ実施した時間ごとに記載していきます．

この方法は，その場面で対象者がなぜそのような行動や態度をとるのか疑問が生じたとき，その行動を解明したい場合に実施します．

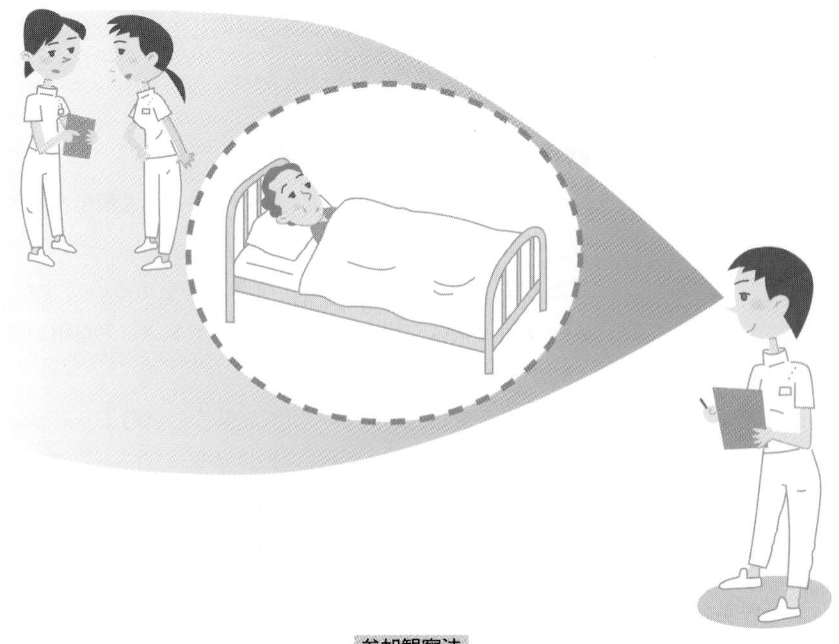

参加観察法

文化人類学の分野では，この方法をとり入れた研究が多いように思います．たとえば，「カナダ先住民族の生活実態の調査」という研究では，その地域の住民と一緒に寝泊まりし，生活をともにして調査していく方法なので数か月かかったりします．ともに行動して調査するため，実際知られていなかった食習慣やその地域の文化などが明らかになっていきます．

看護の分野に置き換えて考えてみますと，たとえば夜勤のナースの行動がどのようなもので，夜勤中に患者に行うケア内容がどのようなものであるか，その実態を知りたい場合などに該当するでしょう（**表1**）．研究対象となる夜勤ナースと行動をともにして調査を行えば，その状況が明らかになります．夜間，どのような突発的な出来事があり，ナースはどのように対処するのか，などを分析するには，最適の研究方法です．

しかし，この方法のいちばんの問題は，研究対象者に四六時中張りついてともに行動することで，対象者が研究者に監視されているように感じるため，許可をとるのが困難な点です．

■表1　参加観察（例：ナースの業務量調査）

	1:00	1:05	1:10	1:15	……
観察内容					
申し送り	✓	✓	✓		
conference				✓	

※✓点で記している箇所には，実際は各時間における対象の行動内容を書いていく

表2に参加観察（参与観察）法における観察の視点の代表的なものを示しておきます．観察する場所はさまざまだと思います．たとえば，病棟のような閉鎖的環境で承諾を得るのが難しいところと，逆に比較的オープンで承諾を得られやすい看護学生の学内の実習，病院の受付や外来などがあげられます．観察の場所に違いはあっても，参加観察法でデータを得る場合の視点としては共通ですので，参考にしてください．

■表2　参加観察法における観察の視点

・観察の場所	・観察時の出来事
・その場所の人か参加者	・そのときの時間と順序
・その人の行動	・何を考えた行動か(終了後に質問して確認する)
・その人の行為	・そのときその人の感情表現(怒り，不満，喜びなどの様子を書き，あとで確認する)
・その場の立っている位置	

◆観察者としての環境への入り方

1)病棟でデータをとりたい場合は，自分がその病棟でどのような振る舞い方をするかをはっきり示し，その病棟の一員となって環境に溶け込むことが必要です．関係性を築き，その環境のなかで比較的自分なりの行動がとれるようになることが大切です．そのようになっていくと，詳細なデータを容易にとれるようになります．ただし，この方法は病棟での許可は得られやすいのですが，研究の初心者にとっては時間もかかることになり，困難であろうと思われます．

2)研究したい病棟に勤務しているのであれば，許可もとりやすいでしょうし，1)で説明したようなことは必要なくなり，研究への賛同も得られやすくなります．

しかし一方で，その病棟のナースであるがゆえに，その日も戦力として動くように求められる可能性が大きいので，その点については，その日は戦力にはならないことを宣言することが必要です．職場で参加観察をする場合の利点は，状況の理解がしやすいこと，対象者の行動に対しての疑問があれば容易に聞けるということです．

◆観察の段階とデータをとるときのヒント

1)最初の段階では，細かく記録をとることが重要です．この段階では，観察者が(研究したいテーマや仮説など)考えていることを中心に観察が行われます．その場で起こるすべてのことがデータになりますので，自分の五感をフル動員することになります．最も大切なのがすべてを記録することです．その場で記録できなかったときは，あとですぐ記録すること．その場のことを細かく記録するのは当然のことですが，研究者自身の振り返りや，そのとき感じたことも書く習慣をつけてください．これらの記録が，フィールドノートとよばれているものです．文章で書けなかったら，図や表やマークを使って工夫しましょう．この方法については，**表1**(p.69)を参照してください．

2)研究が進んでいくと，その場での重要な内容が何であるかが，自然と明確になってきます．その明確になってきたことに，焦点を絞って観察していくようになります．

3)最終的な段階になると，より選択的に精選されたデータとして特定された論点に絞り込まれていきます．

Memo

インタビューとは
質問者と1人またはそれ以上のあいだで行われる会話で，質問により情報を引き出す方法です．

❷インタビュー法

インタビュー法には，対象者を特定せずに行う非構成的インタビュー法(自由に会話してもらってデータを集める方法)と半構成的インタビュー法があります．半構成的インタビュー法が用いられることが多いので，この説明をします．

あらかじめ，とらえようとする事象のストーリー性を考え，前もって研究者が質問項目を作成し，インタビューの内容がスムーズに流れるよう準備しておきます．

インタビューの対象とその方法については，次のものがあります．

インタビューの対象とその方法

- 個別インタビュー：目標管理面接，対象者と1対1で行う
- グループインタビュー：あるテーマを決めてグループで自由に討論してもらう
- フォーカス・グループインタビュー：ある特定の集団(年代，役職など)にフォーカスをあて，グループで討論してもらう．対象者に主旨を説明し，司会者(研究者)が進めていく

いずれの方法も記録についてはボイスレコーダーを使用する方法をお勧めします．ただし，録音することについて，すべての対象者に書面で同意を得る必要があります．

個別インタビュー

個別インタビューは，グループインタビューと対比されるもので

す．インタビューは，「フォーマル・インタビュー」と「インフォーマル・インタビュー」に分けられます．

フォーマル・インタビューについては，テーブルを挟んで向かい合わせに座り，ボイスレコーダーを置いて質問項目を次々質問している様子を思い描いてください．このように整理された質問をするインタビューでは，はっきりこんな答えが出ると予想されるため，整理が系統的に簡単にでき，インタビュー内容を数値化して集計も簡単にできます．しかし，結果がはっきり出るために，新しい発見は生まれません．要するに決まりきった予想どおりの答えが出てくるということですね．

インフォーマル・インタビューは，インタビューを行う場のことを事前に調査したうえで，フィールドワークのなかで行うものです．データや先行研究の資料を集める作業と同時並行でインタビューを行うので，最初のころのインタビューはまったく的外れなものも多く，あとで振り返ってみると，さほど重要な質問ではなかったことがよくあります．

しかし，インタビューの回数が増えるにしたがってポイントがみえてくるようになるため，焦点を絞ることができ，事前に調査していた内容と関連のあるものが多くなってきます．このようになるまでのあいだは，インタビューとその整理作業を同時並行で行っていますので，大変な作業ですが，経験から10人くらいのインタビューを終えたころから，なんとなく徐々にみえてくるようになります．もっと数が欲しいところですが，そのころには，疲れがピークにきているかもしれません．その場合には，いったん整理して全体像を眺め，研究の方向性を確認してみましょう．

なお，個別インタビューを受ける人には目的や方法までしっかり説明し，承諾書を書いてもらいましょう．一対一のインタビューは大変緊張するものであり，リラックスしてふだんの考えを表現してもらうには，どこで行うかなどの説明も加え，了解をもらっておくことが大変重要なことです．

データのとり方として，入念な記録をしなくてはならないのは，どの質的研究でも同じです．インタビューで収集したデータの整理はp.77を参照してください．

グループインタビュー(Group Interview)

グループインタビューは，社会学者が社会現象などの理解を深めるために，その現象を調べ体系化するために用いられる研究方法です．ありのままの日常生活から収集した質的データを処理する技術に特徴があります．メンバー同士の相互作用によるグループダイナミックスから，潜在的な内容も抽出できる方法です．1941年，コロンビア大学のロバート・キング・マートン(Robert King Merton)が最初にメディアの評価をするために活用した方法といわれています．ここでの「グループ」という単語は，「ある興味をもった相互にかかわりあう個人の集団」という意味で使われています．

グループインタビューの妥当性と根拠には，次の内容があげられます．日常生活の延長線上の現実の情報が「自然のまま」発言され，参加メンバーが主体的に情報を提供し，情報が提供者本人の経験に裏づけされ，意味づけられていること，その背景把握が容易であるということです．高山ら(「グループインタビュー法の理論と実際」，川島書店，1998)の解釈によるグループインタビューの妥当性の評価を示しておきます．

グループインタビューの妥当性の評価

1. あてはまる(fit)：構成されたカテゴリーが容易にデータで示されて適応できること
2. つかまえる(grab)：グループインタビュー法で導かれたものが，実践の場において核心をついていること
3. うまくいく(work)：その導かれたものが研究中の現象を説明し解釈し，予測するのに有効であるということ
4. 柔軟性(flexibility)：社会背景の変化などにより修正が可能なこと
5. 信頼性(reliability)：結果を実践の場面において活用し，その結果が類似した状況や，また相違する問題に対しても応用できるか否かにより検証できること

◆方法

スタッフ：インタビュアー1名，記録者1名，録音・録画担当各

1名(記録する旨の許可を事前にとっておく)，グループメンバーは6～10名くらい，時間は1時間半～2時間程度で，インタビュアーの質問に関して討論を行ってもらう方法です．

フォーカス・グループインタビュー

「フォーカス・グループ」とは，ある関心領域に共通の経験や特徴のある経験をもっている人々のグループをいいます．そのインタビューとは，グループ内で話されている特定の話題や問題についての考えや発想を，司会者が引き出すことを目的として行われるインタビューのことです．

フォーカス・グループインタビューは，ビジネスやマーケティング，広告の領域等で1950年代ころから多く用いられるようになっていました．医療関係で盛んに用いられるようになり始めたのが1980年代からですから，比較的浅い研究手法の分野になります．とくに質的研究が看護の分野で必要といわれ始めてから，いろいろ工夫しながら使われることが多くなるようになりました．

フォーカス・グループインタビューは，これから行う調査内容の詳細なデータを得るための手段として行われたりします．質問紙を作成するときの意見を聞くために行われたり，研究の目的のヒントになるようなこともあり，利用のしかたはさまざまです．

フォーカス・グループインタビューの特徴は，個々の人々の考えを明らかにするのではなく，参加者間の相互作用により，ある特定のテーマについて考えや感じ方を明らかにすることです．テーマについてディスカッションすることにより，グループダイナミックスが活用され，討論が活発化し，そのテーマに関する問題に対して発想が広がっていきます．

その結果，研究者が考えもしなかった発想がみられたり，問いに対しての解決策がでたりするため，大変役に立つことが多いものです．インタビューの目的は，研究者が話し合いのなかから参加者の現実を理解することであり，問題解決や意思決定を目的にはしていません．この自覚が研究者には必要です．

◆方法

研究者は，インタビューを行う前に入念な準備をする必要があります．たとえば，参加者の選び方も，病院関係の看護師長を対象にするなら，国立・都立・市立・私立など，病院の規模等も考慮して選抜します．研究に賛同を得られた病院の看護部長から参加者の推薦を得られることなどが必要となります．

インタビューの注意事項

1. インタビューの数日前に，研究目的と方法・時間(約1時間半～2時間くらい)を具体的に示し，日程の調整を行う
   他の研究方法と同様に，倫理的問題や参加者の選び方等も考慮する
2. 会場は，参加者が入るのに必要な広さの部屋を準備し，ボイスレコーダーは，すべての音が収録できる場所に配置する
3. 進行プログラムとインタビュー内容を準備しておく
4. 参加者の氏名を一覧表にしておく(誰がどの席に座ったかわかるように，座席表も用意しておく)
5. 司会者と記録者，ファシリテーターの役割をする人を決めておく

■フォーカス・グループインタビューの長所と短所

長所	①ある特定の社会的経験の豊富な人たちが，グループダイナミックスを使い，相互に刺激されるなかから生まれた考えを，データとすることができる ②お互いの意見交換があることにより，インタビューのなかで新たな発想が生み出されることがある ③インタビュアーも参加者となり，全員で話し合い，また質問する機会があるため，新たな発想が生まれやすい
短所	①一対一の面接ではないので，討論が進んでいくと，司会者の思惑どおりには進まないこともあり，進行しにくい場合も生じる ②1人か2人の強い意見が続くと，それに迎合して引っ張られるときがある ③グループメンバー(参加者)のなかに互いが顔見知りであるような者を入れると相互に迎合する可能性が高くなる傾向にある

なお，グループメンバー（参加者）の選択基準は重要なポイントになるので，注意しましょう．

グラウンデッド・セオリー法（Grounded Theory Approach）によるアプローチの方法

さて，次に，質的研究のアプローチ方法を具体的に説明しましょう．このChapterの冒頭で，方法論的な分類として，現象学的研究，グラウンデッド・セオリーなどをあげましたが，とくにグラウンデッド・セオリーは，現在の看護研究で取り組まれることが多いので，これについて詳しく述べます．

前出のグレイザーとシュトラウスによって提唱された方法で，社会学的調査を質的手法で行ったものです．これが米国の看護分野で定着し，わが国でも盛んに利用されるようになりました．

理論形成を目的とし，現場で収集したデータとデータを比較し，分析し，概念を抽出する，という過程を繰り返し行っていく方法です．理論的飽和になるまでこれを継続的に行います．

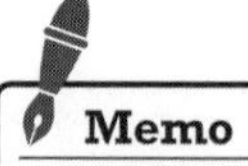

Memo

理論的飽和とは
現場（臨床）において，場面を変えて繰り返しデータの収集を行っても，同じようなデータしか得られなくなる状態をいいます．

この方法では，決まった方法や考え方から脱却し，知識・経験を有効活用して，データを深く読み込む必要があります．データ収集・分析過程で過去の研究結果が先入観とならないように十分な注意を要します．斬新なアイデアを引き出すため，自問自答しながら，“絶えざる比較”を行う思考力が強調される方法です．

グラウンデッド・セオリー法でのデータ収集法は，先程述べた参加観察法により，たとえば救急救命の現場や外科病棟に身をおき，フィールドワークを通じて収集する方法が多くとられています．

インタビューの整理から考察にいたるまで，グラウンデッド・セオリーに則った手法での過程を段階ごとに説明します．

STEP 1

インタビュー後は録音した内容をテープ起こししなくてはなりません．会話をそのまま文章として表現するためです．

最初の面接者(対象者)をＡさんとします．**表3**を参照してください．インタビュー内容は，ボイスレコーダーに録音された会話をそのまま書き表すため，「はい」「いいえ」「……(沈黙)」のように記入していくことになります．この表をみれば，相互の会話がわかるようになっています．表の右側には，気になった言葉を抜き出す枠をつくっておきます．対象者が話した内容をできるだけそのまま抜き出してください．絶対に自分の解釈をつけ加えないようにしましょう．

インタビューが進むにつれ，多様な内容が混在してきます．そのとき，自分がいま何を求めているかを忘れないようにしましょう．求めているものは研究の「仮説」です．たくさんの言葉のなかから，仮説に結びつくであろうと思われる気になる言葉だけを抜き出していくようにするのです．

また，注意しなければならないのは，インタビューがいつのまにかクローズド・クエスチョンになっていないかということです．対象者が質問に対して「はい」「はい」と答えているような状況は，インタビュアーが下手であるか慣れていないか，説明を多くしているときと考えられます．この場合，あまりよいデータがとれているとはいえません．

気になる言葉を抜き出していく過程では，会話を十分に読み込む

■表3　テープ起こしの例

インタビュー内容		気になる言葉
古橋1	今日はご苦労さまです．どうぞよろしくお願いいたします．	
A1	何を質問されるかドキドキしています．	A1　ドキドキしています．
古橋2	難しい質問ではないので，リラックスしてください．	
A2	「……」	

※「古橋」：インタビュアー，A：インタビューを受けている人

必要があります．会話の文脈に意味づけになることが隠されているわけですから，何度も何度も読み返し，抽出していくことが最も大切です．

また，テープ起こしは，対象者1人のテープを起こして気になることを**表3**のように整理してから，次の対象者のインタビューを行いテープを起こすようにします．一気にテープ起こしだけをしてしまい，あとからまとめて整理しようとすると，整理が大変複雑になり，時間がかかりますのでくれぐれも気をつけてください．

STEP2

次のステップでは，2人目のBさんのインタビューから気になる言葉を抜き出し，最初にインタビューしたAさんの内容と比較して，ニュアンスに類似性があるものに注視しながら整理していきます．

“気になる言葉”とは，会話のなかに何度も出てくる出来事や対象者の心情を強く表すもの，特徴的だと思われた言葉などです．

ただし，決して研究者自身の印象や直感などを混ぜ込んだ言葉にならないよう肝に銘じてください．常に対象者の話したことをそのまま抜き出すことです．これがデータに基づいた抽出になります．

楽しい気持ちになられたんですね
そのときどうお感じになりました？
....
....

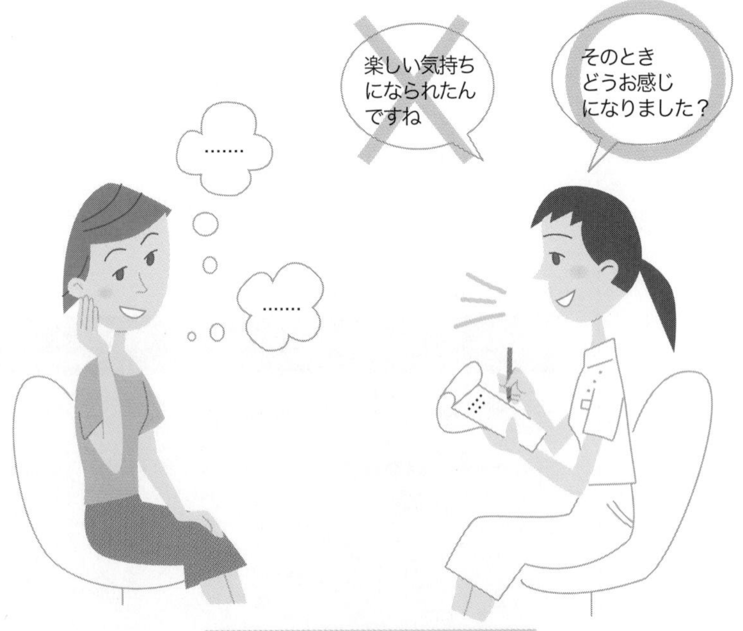

クローズド・クエスチョンに要注意

また，インタビューを行った対象者の発言に名前と番号を必ずつけていきましょう（例：Aさんの最初の発言はA1，Bさんの最初の発言はB1，など）．これは，整理していくなかで疑問を感じた場合，前の段階へ戻るときに便利なためです．

表4をみてください．Cさんの「C5 ドキドキする」と，Aさんの「A1 ドキドキしている」は，ほとんど同じ言葉を使って表現された内容です．したがって，A1と同列の位置にCさんの言葉を書き加える，というような方法で整理していきます．

この作業を次から次へと行うことになります．一人ひとり行っては表に並べ，並べながら整理を続けていくことを繰り返し，全員面接が終了するまで続けます．並べた例を**表4**で確認してください．

隣のデータを確認し，比較し，相違する点をじっくりとみきわめながら整理しましょう．

■表4　整理の表

Aさん	Bさん	Cさん	Dさん	整理
A1 ドキドキしている		C5 ドキドキする		A1 C5 ドキドキする
	B1 常に心配		D3 いつも心配している	B1 D3 常に心配

STEP3

次のステップで，データ中の類似した要素を整理する段階に入ります．対象者の用いた言葉を並べた表の，右端に「整理」の欄をつくり，収集した言葉を書き出します．このとき，A1，C5……とあらかじめ振っておいた対象者の名前とその番号を横並びにして整理していくとよいでしょう．**表4**を参照してください．

整理の欄に対象者の言葉を抽出する場合，たとえばA1とC5はほとんど同じ内容ですが，このような場合は2人の言葉を比較して，どちらの表現が自分たちの追究したい内容（研究仮説）に近いかを研究者同士で検討します．そのうえで，どちらを抽出するかを決定するのです．常に，対象者が話した内容を比較検討しながら整理していきます．

STEP4

次に，ステップ3の「整理」の欄内に抽出された内容から，さらに類似していると思われる内容を移動したりまとめたりして，統合していく作業を行います．

その作業では，対象者が用いた言葉そのものを，抽象的・概念的な言葉に置き換えていきます．じっくりと熟読し，少しずつ抽象度を上げ，収集したデータを端的に言い表す表現を探しましょう．あくまで会話で使用された言葉を生かし，代表的な表現をつくっていくようにします．この作業によって「整理した要素」を各レベルに分けて表現することが可能になります．

つまり，ステップ3で整理した言葉による具体的なレベルと，そ

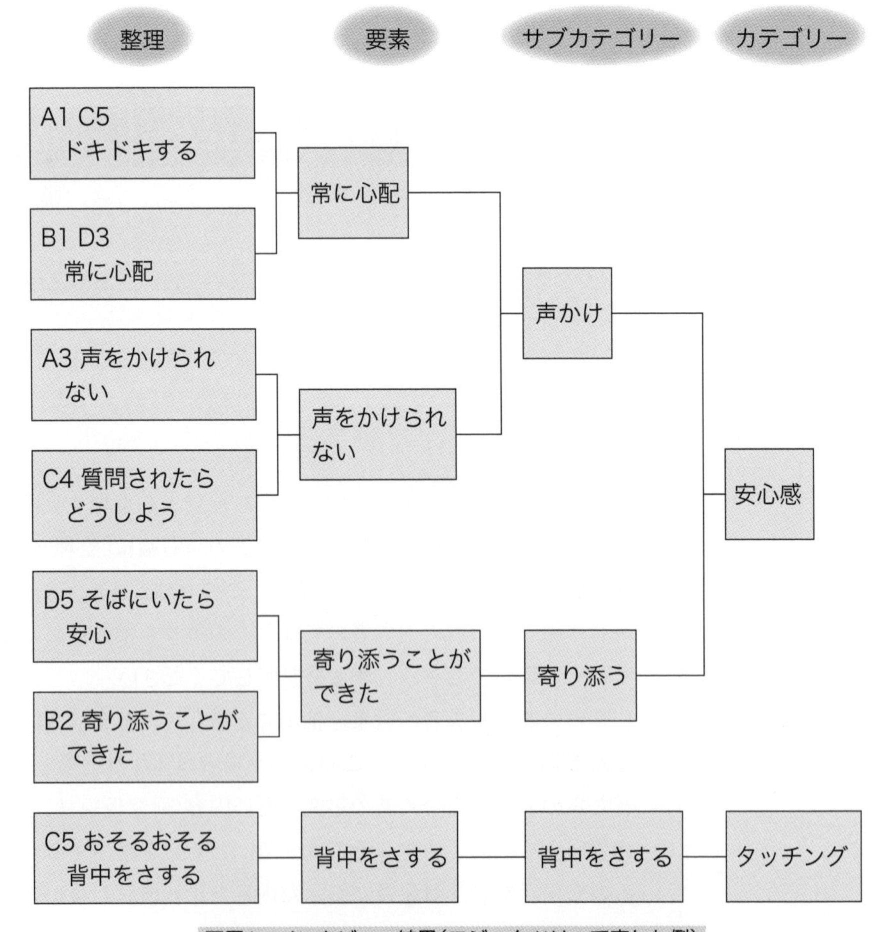

■図1　インタビュー結果（ロジックツリーで表した例）

Memo
コード化とは
収集したデータを集計しやすいように記号で表現し体系化することです.

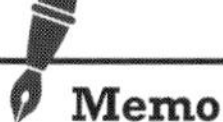

Memo
ロジックツリーとは
収集したデータをツリーのように表現して図式化する方法のことです.

れらを統合して簡潔な表現に置き換えた抽象的なレベルができるのです.

このステップ3～4までの過程は，収集したデータのコード化，カテゴリー化とよばれる作業です．A1・C5「ドキドキする」，B1・D3「常に心配」は類似した内容ですから，これを，たとえば「常に心配」という要素でくくっています．このように，得られたデータの意味を類似したまとまりごとに分けていき，その意味を表すことがコード化です.

さらに，それらのコードを比較検討しながら，似たような意味をもつまとまりに分け，言葉の抽象度を上げていき，サブカテゴリー，カテゴリーに集約していきます．これがカテゴリー化です.

ロジックツリーのような図にしながら整理を続けていくとわかりやすいと思います.

ロジックツリーのつくり方は，いちばん左側に整理した内容をそのまま表示します．右側に進むにしたがって内容の抽象度が上がるようにつくっていきます．**図1**のように，整理→要素→サブカテゴリー→カテゴリーと，順番に抽象度の高い単語を使った表現にしていきましょう.

STEP5

次のステップとして，ステップ3での言葉(文章)が，ステップ4で抽象度を上げた表現になったかを確認しましょう．適切に整理できていれば，自分たちが考えたカテゴリーが生まれてくるようになり，何を考察しようとするかがみえてくると思います.

上記のステップにおける仮説が，「がん告知後の患者に新卒1か月のナースはケアができない」であったとしましょう．**図1**(p.80)のロジックツリーをみていくと，カテゴリーは，安心感とタッチングになっています．ここから,「告知後の患者に新卒1か月のナースは，安心感を与えるための声かけや寄り添うこと，また背中をさするというタッチングができていた」ということが読みとれます．つまり，データの収集とコード化・カテゴリー化により，「告知後の患者に安心感を与えるため，タッチングを行うことが新卒1か月のナースはできる」という“結果”を得たということになります.

この結果を受けて，次は考察に入ることになります.

STEP6

考察とは，得た結果がどのような意義をもつのか，先行研究などとも照らし合わせて熟考していく段階です．ステップ5で述べた結果の図表を読みとり，考察図を作成していくとよいでしょう．

なお，結果として出た内容を一つひとつ拾い上げて考察していっても何も意味がありません．収集したデータの量にもよりますが，おそらくは膨大な量の言葉を整理してカテゴリー化しているはずですから，結果として得られた内容が1つではなく，複数になることもよくあります．しかし，そのすべてが仮説に結びつくものでしょうか？　そこを考えて，有意な結果のみを考察する必要があるのです．この例題でいうと，安心感とタッチングです．

ただし，この場合，「安心感とは～である」と説明しても，考察にはなりません．この結果で何が言えるようになったのか，そして自分は何が言いたかったのか，もう一度動機や仮説を読み返してみるのがよいと思います．

考察を書こうと思っても，しっかりした構想がないと何も頭に浮かんできません．だからこそ，図を描きましょう．図に描くと，自分の言いたいことがしっかり論理的にみえてくるものなのです．

◆研究の一貫性を保つ

研究の一貫性を保つためには，何を明らかにするために仮説をつくりこの研究をスタートさせたか，常に確認しながら作業を進めることです．考察を書き始めると，当初のテーマや動機とも合致しない方向へと内容に「ブレ」が出てきてしまうケースをよく目にしますが，それは，その確認不足がまねいた状況です．ブレが生じるのをできるだけ防ぐためにも，研究をスタートさせたときの動機や仮説に繰り返し立ち戻って確認するようにしましょう．

そして，手元の図表をよくみてください．それらの図表は自分たちが今回行った研究の結果です．たくさん，いろいろな図表をつくっているかもしれません．とくに1人で研究している場合は，図表をつくりすぎて，どれを採用したらよいか見当がつかなくなっている場合もあるでしょう．そんなときは概念枠組みに戻ってみてください．動機を考えるためにつくった図，目的を確立するためにつくった図がありますね．その図は，考察の内容とどういった関連性を示しているでしょうか．考察にあたって必要な図や表が何か，ヒントがみえてくると思います．また，図や表が不足していることを感じる場合もあるかもしれません．自分の思考の内容を他者に端的に伝える役割を果たすレベルまで達していないと感じる……，などです．

これらを再確認し，練り直して作成することで，考察の内容もより深く，明確になっていくと思います．

◆一貫性を保った考察の図とは

ここで1つの例を紹介します．私たちの研究グループが長年研究を続けているものに，「看護師のキャリア形成過程の影響要因」というのがあります．**図2**(p.84)と**図3**(p.85)は，2006(平成18)年に原著論文として自治医科大学看護学部紀要に掲載されたものを一部修正したものです．

「看護師を育成する師長の姿」をテーマにインタビューした内容を逐語録にして，そのなかで話されていることについてグループでブレーン・ストーミングを繰り返し，得られた結果をロジックツリーの形で表したものが**図2**です．

カテゴリーは2つあります．「育てよう」と「信念を貫き通す」です．

このカテゴリーを一つひとつ説明することが考察になると思っている人が多くいるのではないかと思いますが，しかし，研究は，当初考えた目的やテーマに沿って行っていくものですから，考察とは，その全体像を俯瞰した視点で行わなければならないのです．

この例で，実際に得た結果から作成した考察の図を，参考にあげておきます(**図3**)．「看護師育成にかかわる看護師長の姿としくみ」として，私たちが研究結果に対する考察を表すために考え出した図です．

ナースを育てるためにどのようにあればよいか，討論に大変な時間をかけ，文献なども参考に，さまざまな図を駆使してたどりついたのが，この図です．

これは，長年の研究から生まれてきたもので，すぐにはこのような上手な図をつくることはできないと思います．とはいえ，臨床実践のなかで起こっている“ある現象”から抽出されたカテゴリーですから，Chapter 10「データ整理方法のいろいろ」（p.102）を参考にして，自分はこの論文で何が言いたいのか，考察の図を描き，自分たちが考えているイメージを図でクリアにし，思考の方向性をはっきりさせていきましょう．

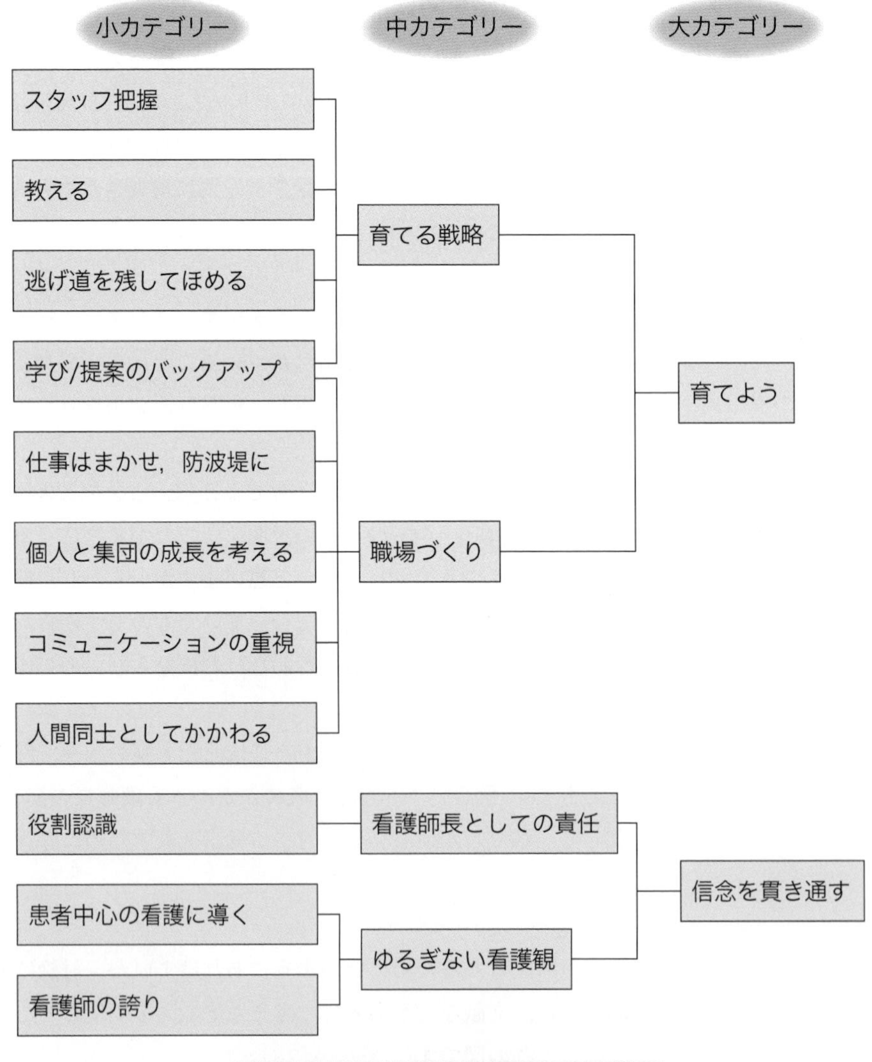

■図2　看護師を育成する師長の姿　抽出過程

（里光やよいほか：看護部長職がみる看護師の育成に関わる師長の姿と仕組み，自治医科大学看護学部紀要．第4巻：20，2006より改変）

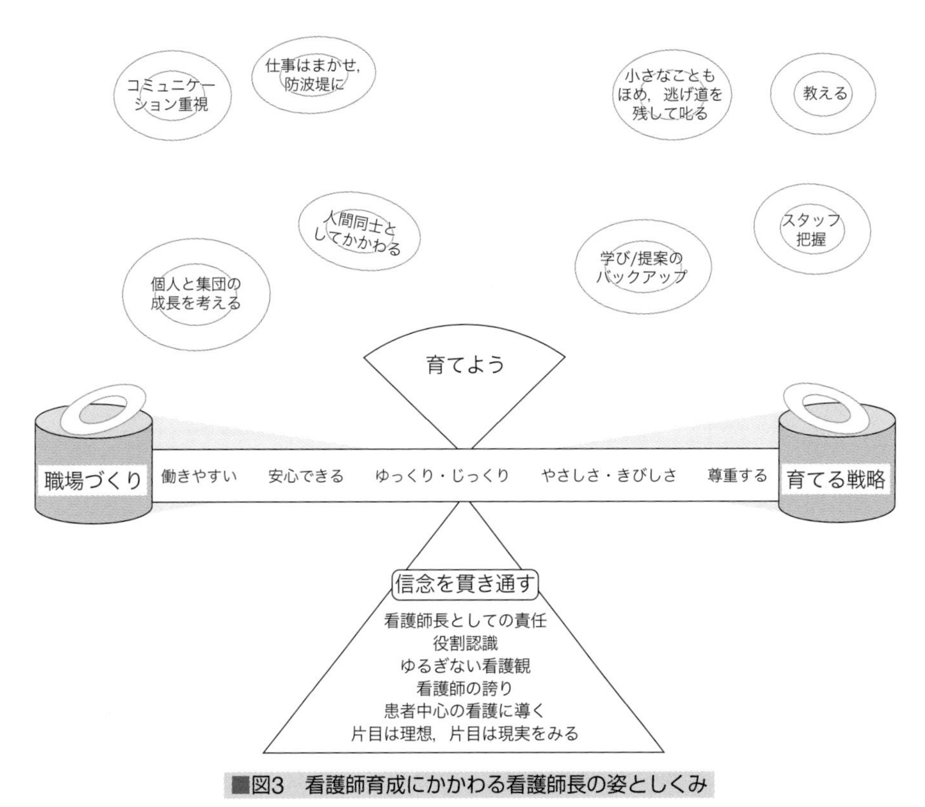

■図3　看護師育成にかかわる看護師長の姿としくみ

（里光やよいほか：看護部長職がみる看護師の育成に関わる師長の姿と仕組み，自治医科大学看護学部紀要，第4巻：25，2006より改変）

実践研究（事例研究・症例研究・ケーススタディ）

❶臨床の実践研究方法

看護の実践研究は，さまざまな場面が考えられますが，臨床の看護師が就職して3年目ごろにプライマリナースとして「看護観」を書くというテーマが課されると思います．そのときは就職して一番印象に残った患者から学んだ看護の考え方を書くことが多いと思います．また，認定看護師を目指したいというときや，あまりかかわる機会がないケースを受けもったとき，勉強のために一連の過程を整理しておこうと考えたときなどは，事例を中心に研究的にまとめることに挑戦してみてはいかがでしょうか？

❷事例研究：患者の電子カルテ(看護記録)の経過記録より

◆患者フローシート(経過観察一覧表)からの表の作成

例を1つ示しておきましょう.

病棟での研究過程のなかで，患者に対するケアの過程が有効であったかをデータを整理する場合です．順を追って示してみます.

【事例】

脳梗塞で左片麻痺60歳の男性患者，JCS Ⅱ-10で夜中起きてバルンを抜いたり，大声を出して起きている．日中寝ていることが多く，右手も動かそうとしない.

上記の事例で，夜寝てもらうために光療法をとおしてケアを行った過程を，フローシートから整理していく方法です.

◯事前に光の量を測定しておく(晴れた日，曇りの日，雨の日)

◯条件　1. 毎朝7：00には，カーテンを開ける.
2. ベッドは窓側に配置する.
3. 患者の変化を毎日カルテに記載する.
4. フローシート：①夜起きている時間
②昼間の寝ている時間
③光量
④面会者

フローシートの整理

	月	火	水	木	金
1週	①22：00~5：00 ②10：00~15：00 ③1,000 lx	①22：00~5：00 ②10：00~15：00 ③1,000 lx	①1：00~5：00 ②13：00~17：00 ③1,500 lx ④娘面会	①2：00~6：00 ②−(マイナス) ③1,800 lx	①2：00~6：00 ②−(マイナス) ③1,800 lx ④息子面会
2週	①2：00~4：00 ②マイナス(−) ③2,000 lx ④孫面会	①1：00~2：00 ②起きている ③1,500 lx ④娘面会	①寝ている ②起きている ③2,000 lx	①寝ている ②起きている ③2,000 lx ④息子面会	①寝ている ②起きている ③2,000 lx ④孫面会

⬇

■表5　光療法過程

	1	2	3	4	5	6	7	8	9	10
夜寝ている	−	−	−	−	−	−	−	+	+	+
昼起きている	−	−	−	−	−	−	+	+	+	+
光量*	−	−	+	+	+	+	+	+	+	+
面会者の有無			+		+	+	+		+	+

*1,500 lx以上を＋表示

実際に病棟では，たくさんの実施内容をフローシートに記載していることが多いと思います．その内容のなかから，患者に何らかの刺激として影響していると思われる内容をピックアップして**表5**のように示します．

まず，記載されている内容をすべて，日にちを追って整理していきます．そのなかで比較的しっかりとデータがみえるもの，今回は昼夜逆転している患者の例ですから，できるかぎり夜間は睡眠をとってもらうことが第一の目的です．そこに関連したデータを選んで整理します．

先行研究では，「光療法によって全く意識のない患者に対し，天候に関係なく，毎日窓のそばにベッドを移動し，カーテンを開け，光を当て続けた結果，反応が少しずつ出てきた」という内容が発表されています．今回の研究では，その内容を受けて昼夜逆転の患者にも効果があるかを検証した事例です．一般に1,800 ～ 2,000lxの光があたると患者の意識に影響することが明らかになっています．そのため，事前に光の量を測定して実施しました．

フローシートから整理していく場合，結果がシンプルにみえるように表現することが必要です．今回は，効果判定をプラス(＋)とマイナス(－)で表示してあります．マイナスは効果がない場合，プラスは効果があった場合です．

このような図や表を作成していくことで整理したデータの内容がより明確に示されます．

その他の方法によるアプローチ

❶KJ法

p.25で説明したKJ法もグループで研究を進めていくなかで，とくに効果的であるとされています．ブレーン・ストーミングをしながらまとめたりする際に有効でしょう．

KJ法によるまとめ方の例を**図4**に示しておきますので参考にしてください．

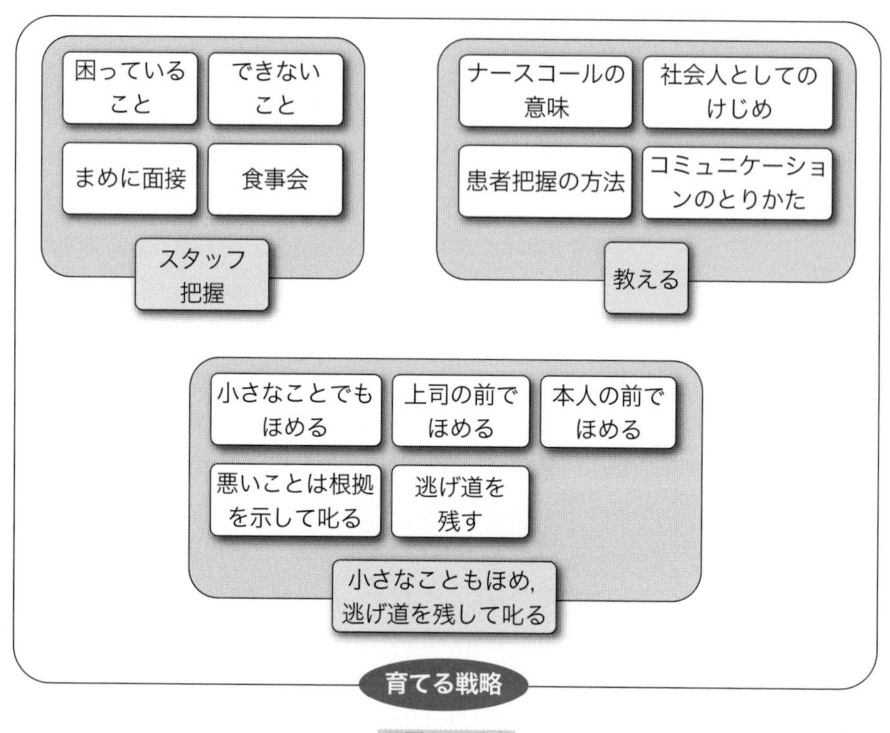

■図4　KJ法

❷プロセスレコード(Process Record)(エピソード分析)

プロセスレコードの目的は，人との相互関係のなかで起こっている事象のうち，無自覚なまま行っている自己の行動や会話を分析し，その判断根拠を明らかにしていくことです．

看護における学習過程では，自分(実習生)と対象者(患者)との相互関係を分析する手段として，精神看護臨地実習などの際によく使われます．

ある事象が起こった場面を思い起こして再構成し，臨地実習時には自覚していなかった自分自身の傾向を知り，“なぜこのような態度になったのか”と，そのとき判断の根拠としたものを分析する目的でよく使われているのです．

書き方のポイントと例を**表6**に示しますので参照ください．

■表6　プロセスレコードの書き方のポイントと例

プロセスレコードの書き方のポイント

- 実習終了後，印象に残ったある場面を思い起こしながら書く
- 自分の視点で書くので，言ったり，行ったり，思ったり，感じたりしたことをそのまま書く
- 思い出せたことだけでよい
- 時間の経過がわかるように順序を示す番号をつけ，一連の流れがみえるようにしていく
- 会話は「　」でくくり，沈黙も「……」として，沈黙した時間がだいたい測定できたときには，約何秒と書くとよい

プロセスレコードの例

場面の説明			
患者の言動	感じたこと	私の言動	分析
①「新聞買ってきて」 ④「看護師さんは患者の希望を聞いてくれるんでしょ！」	②歩けるのだから自分で買いに行けばよいのに	③「自分で行かないのですか」	どうして歩こうとしないのか？ どこか痛いところがあるのか？

08 看護研究方法の決定と倫理的配慮

研究方法を決める

さて，これまで，看護研究の考え方や方法論について述べてきましたが，いよいよ学会発表，論文執筆に向けての説明に入っていきましょう.Chapter 3「看護研究の流れ」(p.29)のなかでも触れましたが，まず，看護研究方法を決定することと倫理的配慮に関する準備をする必要があります.

研究の方法を決定するためには，文献検索時，先行研究のデータ収集方法を参考にして，自分たちの研究には具体的にどの方法が効果的かを検討する必要があります.

この方法がやりやすそう，などと思っても，病棟の特殊性によってはどうしても方法が限られる場合もありますので十分に検討してください．とくに指導的立場の人が不在の場合は学会発表・論文作成を行ったことがある人に相談しましょう.

なお，研究方法を知りたいと思って学会の抄録を読んでも，研究方法が載っていないことがあります．それは，抄録はA4サイズの用紙1枚に収めるという文字数の制限により略されていることが多いためです.

抄録(abstract：アブストラクト，summary：サマリー)では不明確なこともあるので，これらを研究のための文献とすることは避けましょう．抄録はサマリーですから，研究の要約しか記載されていません．必ず論文として整理されているものを読むことです．学会誌の学術論文で査読を受けた結果掲載されているものを使用しなくてはなりません.

日本看護協会の学会論文を参考にする場合は，日本看護協会にWeb上で登録後マイページから入って，論文を読んでください．これらの論文は協会が認めた学術論文になります．研究を明らかにするための方法もしっかり書かれていますので参考にしやすいでしょう.

■ 研究中に配慮すること

ナースが行う研究は，実際の臨床データをとることが前提になります．患者そのものの研究というよりも，根底にナースの考え方・ケアの方法などがあり，ナースの援助によって患者にどういう成果が現れたのか，いわばその相関性の根底にあるものを明らかにすることになります．

その際，患者に対する倫理的配慮が十分になされているかが非常に重要になってきます．倫理的配慮，人間の尊厳への配慮，インフォームド・コンセント，個人情報やプライバシーの保護，匿名性などですが，これは日本看護協会の倫理綱領にも入っているので確認してください．

では，研究時にどのようなことに配慮する必要があるのか，具体的に考えてみましょう．

❶ナースを対象とした場合

看護部に(研究計画書を提出し)研究内容を説明のうえ協力を依頼し，了解を得る必要があります．

病棟では，看護師長に申請を出して許可をとります．看護部と病棟の看護師長の許可を得る際には文書で依頼します．依頼文書は次のような項目で作成します．

看護研究の依頼文書に記載する事柄

- 看護研究の目的・方法
- 研究の協力は強制ではないこと
- 中断したい場合はそれができること
- 個人は特定されない匿名であること
- 勤務成績には関係ないこと
- 得られたデータは研究以外には使用しないこと
- データは鍵のかかる所に保管し，厳重に管理すること
- 研究成果の発表や公表の方法

❷ナースをインタビューの対象にした場合

・❶を参照すること

・データや資料は，鍵のかかるところに保管し，同僚の目に触れないようにすること

・逐語録は，研究終了後（論文発表後）は保管する（約5年間）

❸研究者のミスコンダクト（misconduct）

ミスコンダクトとは不正行為を意味します．

・捏造（ねつぞう）(fabrication)：データがないのに研究結果として作成すること

・改ざん(falsification)：資料，研究過程で得られたデータの数などを加工すること

・盗用(plagiarism)：他の研究者のアイデア，分析結果などを当該研究者の許可なく使用すること

以上はすべて非倫理的な行為であり，社会規範からも逸脱した行為で絶対に許されることではありません．心して研究に取り組みましょう．

■ 倫理委員会への申請と許可

患者に直接インタビューをしたり，患者の家族からデータをとりたい，というような場合には，病院組織が設置している倫理委員会に申請する必要があります．これらは，個人情報の問題も絡んですべて倫理的問題につながりますので，倫理委員会の許可を必ず受ける必要があります．

倫理委員会は，現在，各病院に設置されなければならないと規定されています．委員の構成は，一般的に外部の有識者と病院の委員会メンバーで，月1回程度開催されています．

申請の方法としては，倫理委員会指定の研究計画書のフォーマットに従って，提出した内容により面接を受けます．委員会から妥当との判断を受けてから，研究がスタートすることになります．外部の有識者が入って行うのは，医療分野では患者の臓器への対応や治療方法が人的問題に微妙にかかわるからです．

研究計画書の具体的内容は各病院の規定に準じますので，必ず確

認することをお勧めします．現在は病院倫理委員会で承認番号を発行するようになりました．その承認番号を論文上の倫理的配慮に記載するようにしてください．

ナースの臨床研究の場合，近年では外部有識者が入る倫理委員会ではなく，看護部の倫理委員会（○○病院倫理委員会看護部会など）で検討する病院が多くなりました．臓器移植など，倫理的に問題がある場合にのみ外部有識者が入る委員会が関与することが多くなっています．

個人情報保護法成立以来，倫理面からの問題が問われることが多くなり，どの学会でも重点的な項目になっています．倫理委員会の審査を受けているかどうかが必ず問われます．研究を始めようと考えたら，研究計画書を倫理委員会に早めに提出しましょう．そして，適切でないとの注意を受けたら，すぐに修正して許可を得るように努めてください．

倫理委員会は，各病院により違いはありますが，平均的に月1回開催されていますので，修正が必要になると，次の月まで待たないと研究がスタートできません．研究がどんどん遅れていくことになりますので注意してください．

倫理的配慮については，単に「○○における倫理委員会の許可を受けた」だけでは不十分です．どのような倫理的配慮を行うか具体的に書く必要があります．

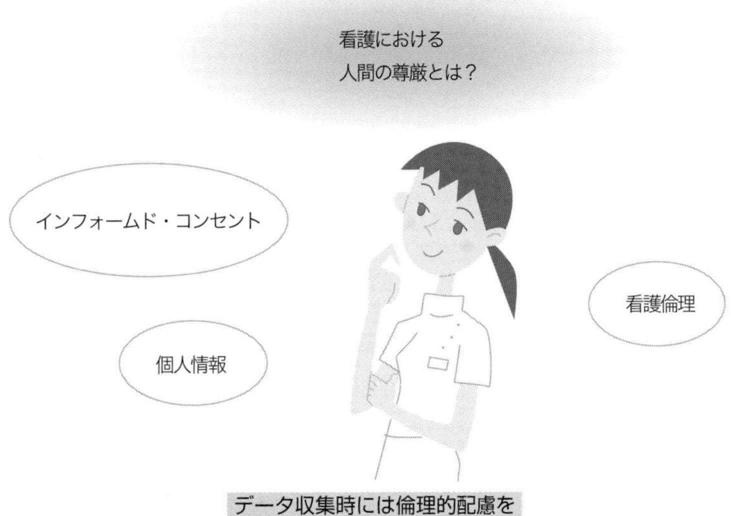

データ収集時には倫理的配慮を

Memo

孫引きとは
先行研究論文に資料とされている文献を，実際に読んでいないにもかかわらず引用文献として使用することをいいます．

倫理的配慮とその記述に関する留意点

1研究課題とその背景にあるものを先行文献から調べることについて
- 研究のオリジナリティや価値，位置づけを明らかにし，発表の意義を明確に
- 研究結果が出ているテーマを繰り返すことは，倫理的に問題

2「当院」「当病棟」などの表記について
- 研究フィールドを特定されない表記に（例：A病院　A病棟）
- 研究フィールドを特定されない表記であれば，著者の所属が明記されていても憶測にすぎない

3研究対象者への同意および個人情報の記載について
- 研究対象者に研究目的を説明し，自由意思で研究の同意を得たことの記載を明確に
- 研究同意判断能力に問題がある場合は代理人もしくは倫理委員会等で承認を得たことを記載
- 研究対象者に含めるべき人々を明確にし，同意を得たことを記載
- 研究対象者の個人情報は特定されない表記に
- 結果に関係しない個人情報は省く

4引用文献と参考文献
- 引用文献の記載は適切に
- 孫引きではなく，原典から引用を

5利益相反の有無の記載
- 例：<利益相反がある場合>過去1年間△△社から研究者所属の看護部への委託研究費・奨学寄附金などの研究費，および個人的な謝礼を受けている．
- 例：<利益相反がない場合>本演題に関して開示すべき利益相反関係にある企業等はない．

（平成31年度版日本看護学会実施要綱を元に作成）

09 研究計画書の書き方

研究計画書の内容

一般に,「研究計画書がきちんと作成できれば研究の70%は達成したもの」とよくいわれます.そのため,細かく具体的に書くことを心がけてください.**表1**に研究計画書の記載項目の例を示します.

■表1　研究計画書の記載項目例

①氏名	看護研究を行うメンバーの氏名を書く	p.95
②研究テーマ	メインテーマ(中心になるテーマ) サブテーマをつけてわかりやすく	p.96
③キーワード	研究のポイントとなる言葉(3～5つくらい) 論文となったときに,検索に使われる用語	p.96
④研究動機	この研究に取り組むにいたった動機(きっかけ)を書く 先行研究では,どこまで明らかになっているか,どこが明らかになっていないか文献を入れて説明する	p.96
⑤研究目的	この研究で何を明らかにするのか	p.97
⑥概念枠組み	この研究のもとになる研究論文を調べ,思考や根拠のつながりについてサマリーをもとに図式で(先行研究の論文内容の要約を入れて)示し,今回明らかにしたい仮説を導く.	p.97
⑦仮説	この研究で明らかにしたいこと	p.97
⑧研究方法	期間 場所 対象 研究デザイン データ収集方法・手順 データ分析方法 倫理的配慮 参考文献	p.97

①研究メンバーの氏名について

リーダーとなって中心に研究していく人を筆頭に書きます.これは,ファーストオーサー(またはトップネーム)といわれ,論文発表時にはその人の実績につながっていきます.

ときどき,研究にまったく関与しない病棟スタッフの名をメンバーに加えているのをみかけることがありますが，これは絶対に避けてください．実際に研究を行い，質問があった場合に責任をもって答えることができる人の氏名を記載します．

一般に指導者や助言者は，研究者ではないので氏名を入れないのが普通です．しかし，指導者の氏名を書く必要があれば，最後に載せるようにしましょう．

②研究テーマについて

研究テーマは，論文の結果や考察に一致することが前提です．研究計画書の段階ですから，仮テーマになります．仮テーマであっても，研究目的と一致させておく必要があることは心してください．

また，テーマは25字以内が適当とされますが，本タイトルで表現しにくい場合，サブタイトル(サブテーマ)をつけることをお勧めします．その際は，できるかぎり本タイトルと同一の単語や表現は使用しないようにしましょう．短いタイトルのなかに同一の単語を使用しないことが「コツ」です．

③キーワードについて

この論文で使う主たる用語です．インターネットで検索をする場合に選択するキーワードと同じ，と考えてください．経験のある人は理解できると思いますが，接続詞などはあまり入れません．キーワードは5つくらい入れてください．学会によっても基準がありますので確認しましょう．

④研究動機について

独自性(オリジナリティ)を出すことを忘れずに．詳しくは，Chapter 1「看護研究とは」(p.12)を参照してください．計画書の記述としては，「先行研究ではここまで発表されていない．まだこの点が明らかにされていないため，解明の必要性を感じ，この研究を行うこととした」などという文章になると思います．

また，たとえば自分の病棟で「患者目標の修正がなぜできないかを研究したい」と思った場合，先行文献で全国ではどのように工夫されているかを調べます．また，自分の病棟では現実にどのくらい修正しているか，サンプリング調査をして動機に入れるようにすると，これからの研究の方向性がみえてきます．研究前に動機をはっきりさせるために行う“サンプル”の収集にあたりますので，これでわかったことは研究計画書の研究動機に関する箇所に入れます．研究方法には入れません．

⑤研究目的について

Chapter 1「看護研究とは」(p.12)を参照してください．この研究によって，問題と考えていることの何が解明され，どのように役立てられるか，といったことが目的となります．

⑥概念枠組みについて

Chapter 5「概念枠組みの作成」(p.45)を参照してください．

⑦仮説について

Chapter 5「概念枠組みの作成」(p.45)を参照してください．

⑧研究方法について

研究方法の例については，Chapter 3「看護研究の流れ」(p.29)・8「看護研究方法の決定と倫理的配慮」(p.90)で述べました．Chapter 6「量的研究のアプローチのしかた」(p.50)やChapter 7「質的研究のアプローチのしかた」(p.66)とともに参照してください．

研究計画書には，**表1**(p.95)にあげた項目を，誰がみても理解できるように具体的に書きます．

参考文献の書き方はChapter 4「文献検索の方法，文献の種類，文献一覧のつくり方」(p.35)，倫理的配慮はChapter 8「看護研究方法の決定と倫理的配慮」(p.90)を参照してください．

以上の注意事項を研究計画書の該当する各欄に書き入れたものと，具体的な事例に基づいて書いた研究計画書の例をp.98～100にあげておきます．確認してみてください．

年　　月　　日

研究計画書を書く際の注意事項

所属名		氏名	看護研究のメンバーの氏名を列挙する
研究テーマ			
キーワード	研究のポイントとなる言葉 論文となったときに，検索に使用される言葉		
研究動機	研究の動機・必要性・意義を記載 例）先行研究では，ここまで行われている／ここまで明らかにされていない A病院では……だから，この研究に取り組むことにした 研究に取り組むきっかけ，動機となることは「なぜ必要と感じたか」「先行研究ではどこまで行われているのか」「（病院の）現状はどうなのか」「だから，どのようにしていきたいか」を，細かく書いていく		
研究目的	この研究によって何を明らかにし，どのように役立てたいかを書く		
倫理的配慮	対象者の人権擁護に対する文言を記載 例）研究の意図を説明し，対象者およびデータが特定できないことの保証と，知り得た情報は本研究以外に使用しないことの確約，倫理委員会の許可があるか，また，院内倫理委員会の承認番号を書く 同意書を添付する ※日本看護協会の「看護研究のための倫理指針」を必読		
概念枠組み	別紙を添付する		
仮説	例：○○を行うと○○のようになる．		
研究方法	期間 場所　（例：A病棟というように，場所の特定はできないようにする） 対象　（例：看護師○名　看護師が書いたカルテ○冊） 研究デザイン （例：量的研究・質的研究・事例研究） データ収集方法 （例：電子カルテの看護記録・リハビリテーションの経過） データ分析方法 （例：看護師の経験年数ごとに比較した）		

(例)研究計画書

A病棟　　　　　　　　　　　　　　　　　　　　　　　　　　作成　　年　月　日

氏名 (リーダーには○印)	○○○○，○○○○，○○○○，○○○○
研究テーマ	副看護師長からみた，看護師長の育成にかかわる影響
キーワード	看護師長，副看護師長，ロールモデル，育成，継承性
研究動機	看護師長の行う看護管理のうち看護師を育成することの重要性については，先行研究で多くの発表がある．しかし，看護師として成熟した副看護師長(主任クラス)の視点からの研究は少ない．副看護師長の現状としては，看護師長の代行業務やスタッフの教育指導，病棟業務のマネジメントなど活動が多岐にわたっている． 副看護師長の目に映っている看護師長の姿はどのようであり，何を望んでいるか．目指したい看護師長像や看護師長からの影響はあるか．今回の研究では副看護師長からみた看護管理者としての看護師長の姿から，育成に関して影響を及ぼしたと思われる要因を分析し検討する．
研究目的	副看護師長が，看護師長の管理に対しての姿勢から，影響を受けたと思われる要因を分析する．
概念枠組み	別紙参照
仮説	副看護師長は看護師長の姿勢をロールモデルとしてみて成長している．
倫理的配慮	A病院倫理委員会指定の用紙で作成・申請し許可を得た(承認番号：○○)． 研究対象者には，口頭説明と文書をもって承諾を得る．
研究方法	1　期間　201○年4～10月 2　場所　A病院A病棟 3　対象者　副看護師長10名(各病棟1名の副看護師長) (看護師経験年数○年，副看護師長経験○年) 4　研究デザイン：質的研究 5　データ収集方法：電子カルテより対象者の毎日の看護記録(経過記録)から対象者ごとに収集する．また，記録内容を確認のためインタビュー，逐語録に起こす． 6　データ分析方法 次の内容で分析・検討していく． ・発言者の意図をくみ取り確認する． ・背景や文脈を確認しメンバーで共通理解する． ・研究対象者サンプル番号(ABC・・・)をつける． ・対象者の言葉で重要な要点，副看護師長として看護師長の発言やロールモデルとして考えられることや気になる点にラインマーカーでマークしていく． ・マークした内容を逐語録用紙の右端の欄に抜き出していく． ・抜き出したところに，コード番号をつけていく． ・上記の作業をし，研究対象者に次々にインタビューを行っていく．

	・対象者から出てきたコード番号を互いに比較しながら共通性をみつけ集約しながらコード化をしていく. ・洗い出したまとめのコードの共通性を探る. ・共通性を出したものに概念化したコード名の確認をする. ・概念間の性質と関連性を考慮して，中核となる概念を抽出する. ・結果の図を「ロジックツリー」の図式として表す. 7　スケジュール ①　○月～○月まで文献検索 ②　○月～○月まで研究計画書作成 ③　○月○日まで倫理委員会書類作成および提出 ④　○月　予備調査のためのインタビュー内容の検討 ⑤　○月　1名の副看護師長に予備調査のインタビューを行う. ⑥　○月　予備調査の結果を得てインタビュー内容を再検討する. インタビューガイドを作成し，研究者同士でガイドに従いインタビューの練習をしてみる．思考の流れに従えるような質問内容を再度検討する. インタビュアーと，書記の役割の確認をする. ⑦　○月　研究対象者へ研究依頼文書を作成，配布 許可を得た対象者へ具体的な場所・時間の連絡をする. ⑧　○月　最初の1名にインタビューを行う. ICレコーダーに録音する. ⑨　○月　ICレコーダーから逐語録に起こす. 逐語録に起こした内容について研究メンバーでブレーン・ストーミングを行う. 8　論文作成 ・結果の図を参照して，仮説がどのように証明されたか. ・何を考察することになるのか，検討する. ・その結果により考察の図を考え文章化していく. 9　院内発表資料作成(抄録)とPowerPointを作成，発表練習 10　論文を最終確認し看護部へ提出 11　院外学会応募の抄録作成(例：日本看護協会学会応募要項参照) 12　学会発表 13　学会に論文提出

データは図か表で示そう

研究に没頭し集中するあまり，研究したデータすべてを報告してしまう人が多いように思います．すべてを報告すると，焦点を絞り切れず，何を言わんとするかが不明瞭になる場合があります．

せっかく収集したデータを捨てるのは惜しい，と感じるとは思いますが，たくさんの図や表のなかで結果が最もはっきり表れているか，検討してください．

それぞれの図表で何が明らかになったのか，どの点を論文としたいのかを熟考します．いろいろな図表をつくりすぎてみえなくなってくることもあります．図表にやみくもに項目を加えて混乱していくのもこの時期です．欲張ってすべてを使用しようとせず，自分たちが言いたい内容を的確に説明している図表のみを中心に据え，研究結果とすることが最も大切です．

この結果を受けて，研究テーマや研究目的を変更し，考察することになります．どのデータの図表が最も読み手に伝わるかを念頭において選択しましょう．

図や表の作成では，たくさんの工夫ができます．現在は，PowerPointを使用したプレゼンテーションが多いと思います．PowerPointを駆使して，わかりやすくアピール力が強い図や表を工夫しましょう．具体的にはp.102を参照してください．

10 データ整理方法のいろいろ

図表作成(図解)の基本

考えをまとめたいとき，図や表をつくりながら行うと思考力が何倍にもなります．図表をつくると，考えていることが目にみえるかたちになり，イメージしやすくなります．

では，図解のしかたにはどのような方法があるのでしょうか．

❶図形(図解)の基本(表 1，2)

図をつくるときは，まず文字(キーワード)を丸や四角(図形枠)で囲ってみます．すると，不思議なことに焦点が絞り込めるようになります．次に，図形枠で囲った文字を，矢印でつないで関連性を表現してみましょう．

また，図解にあたって，各項目の配置は，上から下へ，左から右へ流していくことが基本です．

❷図表は 1 ページにまとめる

1 枚のなかに図表を作成し，ひと目で全体像が把握できるように工夫します．次のページにまたがらないようにしましょう．

「グラフのいろいろ」(p.62)も参考にしてください．

❸タイトルの入れ方

表のタイトルは，表の上に書き，図のタイトルは，図の下に書くのが決まりです．

■表1　基本図解のいろいろ

因果関係	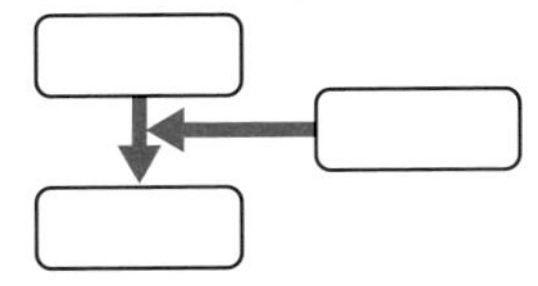	構成されている要素の因果関係を矢印でつないで単純に表現する場合の図
ランダム相関	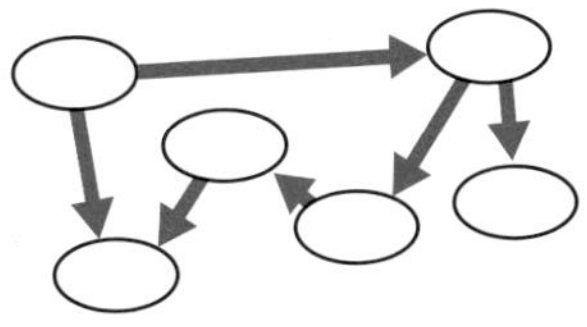	因果関係が複雑に絡み合っている場合の図
循環	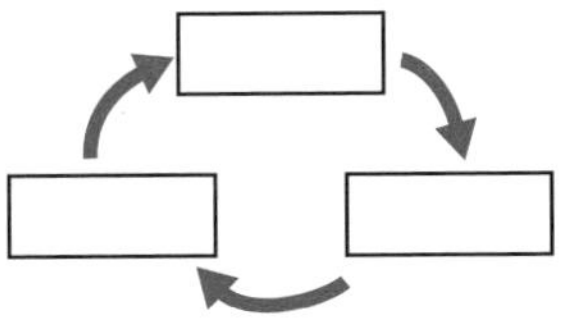	因果関係が単純なもので，3つ以上の構成要素があり，矢印で一方向の関係を示している場合の図
鏡餅	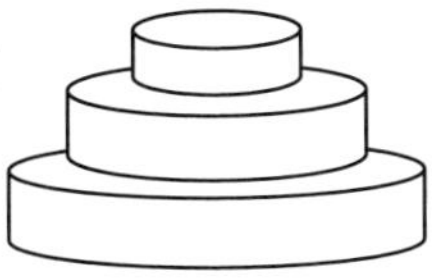	基本がしっかりした上に積み重なっていくことを表す場合の図
プラットホーム	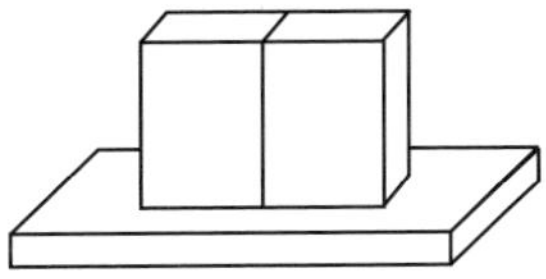	大きな基盤の上に構成要素を並べた図で，共通の基盤がしっかりしている場合の図
Yes/No	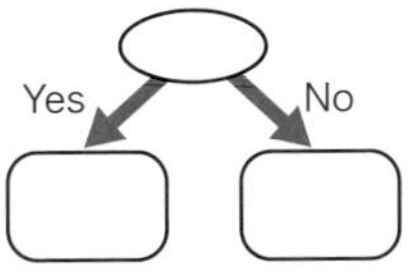 Yes No	たとえばYesなら左へいき，Noなら右にいくというように，何かの条件をつけて分岐させるときに使う図
ディレクトリ	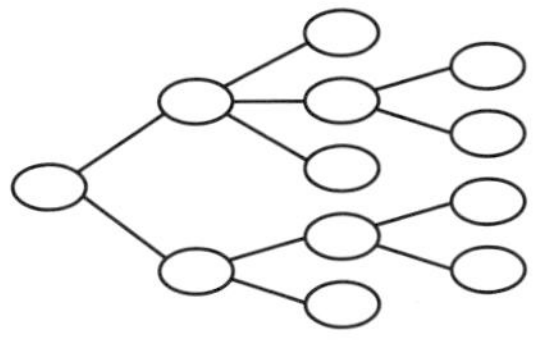	階層を何段階も積み重ねていくときに使う．パソコンのファイル構成やソフトウェアのツールバー(命令一覧)に用いられている階層構造図

■表2　図解の6つのパターン

パターン	図	説明
相互関係図		さまざまな情報を整理するために用いる基本図形．情報同士の相互関係や因果関係を表現するために使われる 用途：概念の記述，情報整理，構成要素等
プロセス図解		業務分析や作業マニュアルなど，手順がある場合には，プロセス図解と考えるとよい 用途：プロセスの表現，作業マニュアル等
階層図		大量の情報を整理するときに便利．情報の大小関係や因果関係を階層で整理することで，情報が一覧できる 用途：情報や課題の整理，ロジックツリー等
マトリックス		直角に交差した座標軸を利用して，さまざまな情報を整理できる．格子(マトリックス)を使って情報のマッピング(位置づけ)などに 用途：縦軸・横軸にそれぞれ成長率の評価，新人の教育評価等
表とグラフ		表計算ソフトで簡単につくることができる 用途：男女の比率，属性表
イラスト		行為や雰囲気を表現し，吹き出しの会話ではメッセージを伝えることができ，直感に訴えられるメリットがある 用途：会話での表現，メッセージ伝達，文章の代替

11 論文の書き方

ポイントをおさえて効率よく書き進めよう

論文の書き方には，一定の基準があります．また，学会ごとに決まりがあるので，自分が応募する学会の基準や決まりをまず把握しておく必要があります．それらの基準に従って書くことが優先されるので，基準を確認したら，論文のなかで簡単に書けるところから書き始めましょう．

まず，「はじめに」は研究動機を書くところです．研究計画書に研究動機を詳しく書いたはずですから，それをそのまま書くだけでよいですね．次に，「研究方法」は自分たちがどのような方法で実施してきたかを理解してもらうために，しっかり書きます．

いちばん問題になるのは，「結果」と「考察」です．まず，「結果」には，作成した図表から読みとれることを書きます．データの傾向や偏りなど，図表から明らかになった事柄を文章化します．

❶手順・ヒント

文章を書く（書き始める）には，構成を考えることがまず必要です．論文の書き方には，後述するような定番はありますが，そのなかでもどのように文章を構成したら，より伝わりやすいかを考えるということです．具体的には，段落（パラグラフ）を接続語でつないで一つの文章にしていくことになります．つなぎのための接続語の代表として，**表1**のようなものがあげられます．

論文は，「主題」を展開して書いていきます．では，主題とは何でしょうか．主題は文章表現が成立する対象となる意図的な心づもりです．文章を構成する条件は，①主題の決定，②意図の明確化，③主題と意図との対応，④素材の選定，⑤素材の配列です．

このなかでいちばん大切なのが，⑤素材の配列であり，それが文章の構成になります．

■表1　接続語の種類

時間の表現	「その後」「以前は」「やがて」
目的の表現	「このために」
因果関係	「その結果」「それゆえ」「なぜなら」
比較，対照	「しかし」「同様に」「と似て」「逆に」「それにもかかわらず」
例を示す	「たとえば」
選択する	「……か，……か」「……か，あるいは」
列挙する	「第一に……，第二に……」「そのほか」「このほか」「さらに」
要約	「つまり」「要するに」

論文は**表2**の要項を参考に書くようにしましょう．この表の内容は，日本看護協会の応募要項に示されています．日本看護協会の会員であれば，ホームページから入り詳細を確認してください．ただし，毎年変更がありますので，応募する場合は必ず確認して基準どおり作成してください．

表紙の書き方については，各学会の要綱に従ってください．

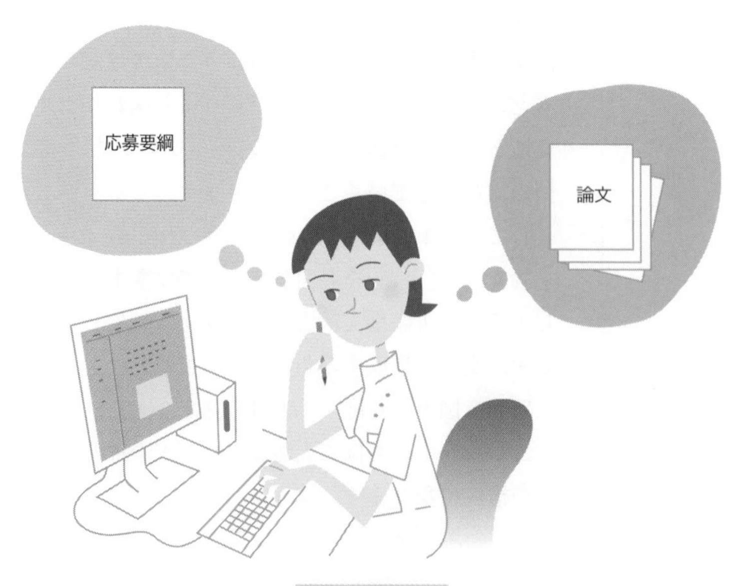

論文を書く際は

■表2　代表的な論文の構成

はじめに	研究を行うにいたった動機，その内容が先行研究でどこまで明らかになっているかについて先行研究の検討を具体的に書く．できるだけ多くの文献を入れて書くこと．たくさんの文献を読むことにより，この研究のオリジナリティが明確になるので，それらの文献の内容をしっかり入れる
目的	何を明らかにするのか，端的に明確に書く
倫理的配慮	所属する病院の倫理委員会の審査を受け，承認番号を記載する
研究方法	①研究期間，②研究場所，③研究対象，④倫理的配慮，⑤研究方法・研究デザイン・データ収集方法・データ分析方法について，事実に基づいて具体的に書く．他人が読んで，実際に同じように研究を再現できるように書く
結果	目的に合わせ，データ(図・表)が最も明確に表している内容を客観的に読みとって書く．解釈を加えず，文章で表現することに注意する
考察	結果に基づき，新たな知見は何かを，参考文献を使用しながら解釈して書く
結論	この研究から明らかになった点は何かをサマリー的に数行でまとめる
研究の限界	今後の課題などを書く
利益相反	利益相反があるかないかを記載する
参考文献	孫引きではなく原典から引用する
図表	結果の文中では紹介せず，最後のページに載せる 学会により規定が違うので応募要項を確認する

さて，研究の一貫性を保つことについては，p.82～83のところでも触れました．研究の最終段階である論文をまとめる際にも，これをしっかりと意識して進めましょう．ここでその注意点を，論文の書きやすいステップに合わせて簡単にまとめておきます．p.82～83とあわせてもう一度確認してください．

◆論文に一貫性をもたせるための書き方の手順(ヒント)

①最初に書くのは「結果」から

・研究成果から作成された図や表をみて，そのなかから言えることのみを文章化します．

・論文にすべての図表を入れることはできません．仮説や目的と照合し，最も論文の主旨をよく表している図や表を選びましょう．

②「考察」を書く

・結果の図や表をみて書きましょう．

※考察は，結果の図をみて何を考察したいのか明確にします．この図が書けていれば，これに論理的に説明や解釈を加えていくことで論文の骨子ができます．

※考察を書く場合，理想的にはまとめになる図を作成してから考察を書くと大変効果的です．

※考察の図が作成できていない場合,研究の動機であったことが,研究を行ったことによって何が明らかになったか，そして臨床の現場にどのように研究成果として反映できるかを考察しましょう．

③「はじめに」を書く

・研究計画書にある「研究動機」をそのまま書きます．

※先行研究との関連，つまり先行研究を受けて自分の今回の研究がどうつながるものなのか，また別の側面をとらえるものなのかを明らかにしておきます．これにより研究のオリジナリティが明確になります．

④「研究目的」を書く

⑤「倫理的配慮」を書く

・倫理委員会は，毎月1回定期的に開催される病院もあれば不定期にしか開催されない病院もあるため，また審査にも時間がかかるので,研究計画書ができたら早めに提出することをお勧めします．

⑥「研究方法」を書く

・研究期間

・研究場所

・研究対象

・研究デザイン

・データ収集方法

・データ分析方法
・実際に行った手順など，詳しく書きます．
※これをみれば，研究がどのように行われたかわかるように具体的に細かく表現します．
※他の病院で検証できるようにわかりやすく書くことを念頭におきましょう．

⑦「結論」を書く

・「結果」「考察」からいえることを短く文章化します．3行程度でよいでしょう．

⑧「研究タイトル」「研究目的」を書く

・上記から，つじつまを合わせて書きます．
※収集したデータの結果から，当初考えていたものと別の内容になってもよいのです．

⑨最終チェック

・「研究タイトル」「研究目的」「倫理的配慮」「研究方法」「結果」「考察」「結論」「文献」が一致しているか確認します．

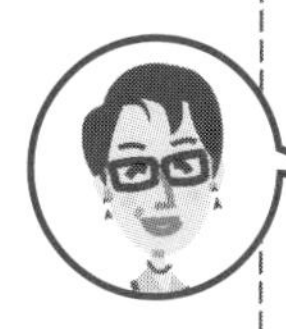

●論文の「結果」と「考察」

論文は，結果と考察を書く段階でたくさんの時間がかかるはずです．これがしっかりと書けていると研究としての水準が高くなります．書き進める途中で疲れてしまい，文献の吟味があまりされなくなる傾向もあります．論理が弱い，と感じたら文献が不足している可能性もあります．さらに文献の補足を行うことも考慮してください

12 学会応募の第一関門（抄録の書き方）

抄録の書き方

論文を書き上げるところまできました．次のステップは「学会応募」や病院内で行われる「研究発表会」に向けて「抄録」を書くことになります．

抄録は，研究応募原稿でもあり，この抄録により査読を受けた結果，発表の採否が決まります．そのため，抄録は各学会の応募規定を熟読して作成することを勧めます．

日本看護協会の場合，抄録の書き方には厳密な形式があります．詳しくは，応募要領を参考にしてください．下記内容は「日本看護学会学術集会　演題登録規程」ですが，内容を抜粋しています．

①登録資格…会員であること

②演題受付…未発表であること

③演題登録システム利用者登録

④採否の決定及び通知…抄録選考委員会から修正を求められた場合は，指定日までコメントに従い修正し再登録を行う．

⑤演題登録方法…演題登録システムより入力する．

- 表題：簡潔明瞭に
- キーワード：3つ以上，5つ以内
- 発表者名，共同研究者・所属は正式名称で書く
- 本文：1,000字以内文字のみ，図・表は不可，文字サイズ10.5ポイント
  7つの項目は全て使用し記載する【はじめに】・【目的】・【方法】・【倫理的配慮】・【結果】・【考察】・【結論】
- 文章は改行せず，書く．
- 抄録集は電子化され日本看護協会ホームページに掲載する．

抄録の書き方のコツ

研究は経過が長くなり，たくさんのデータが整理されすべて使いたいと欲張りたくなります．それは，論文の一貫性から絶対行ってはいけません．要するに規定文字数が1,000字と決められています．1,000字の中に最も表したい内容の結果しか書けません．絶対に守ってください，一番言いたい「結果の図・表」をみながら書いてください．そして，タイトル・目的・結果・結論の一貫性を保つように書いてください．

13 発表の準備，応募の方法

準備の手順をおさえよう

論文の発表は，院内発表と院外発表に分かれます．

院内発表とは，病院全体で全職種の人が一堂に会して行う発表です．各病棟の代表として発表する場合が多いと思います．

院外発表とは，学会が開催する学術集会等での発表です．詳細は各学会のホームページ等を参照してください．日本看護協会の会員であれば誰でも応募できますので，ここではその基準で説明しています．査読の結果，採択されれば発表することができます．

発表の準備はいずれの場合も，**表1**のように行ってください．

■表1　発表の準備

①抄録の提出	提出期限を守ること．消印，必着を確認する
②発表形式	口演か示説（ポスター）の発表の希望を選択する
③準備	口演：スライド（PowerPoint）を利用して発表する 示説：ポスター，指示棒，画びょう （ポスターの指定展示サイズを確認）
④スライド作成	PowerPointで作成すると便利
⑤読み原稿作成	決められた時間内におさまるよう原稿を作成する
⑥予行演習	発表時のように，実際に練習して意見を聞く
⑦会場の下見	当日は会場にできるだけ早く行き，下見をする
⑧当日の準備	学会会場の受付30分前には会場に入る 発表者の受付をする 示説：指定された場所にポスターを貼る 時間内は質問を受け，その場を離れない

❶抄録の提出

学会での発表を希望する場合，その審査を受けるために抄録を提出する必要があります．その場合，日本看護協会では査読用抄録（所

学会発表の応募の意思決定

学会の応募規定，応募要項の熟読
学会開催期日，会場，学会応募テーマと応募規定との一致，発表形式，申し込み方法
選考方法，研究内容の要約・抄録の提出方法，発表資格確認（研究者全員が学会員）

応募学会の決定

学会発表申し込み　学会事務局に提出
演題申し込みと抄録提出
発表形式（口演，示説）に従って作成
演題申し込み
抄録提出

抄録の審査と結果通知
採用
修正を伴う採用
不採択
再提出／採択

発表日時の通知，発表形式の通知

学会発表の準備
口演発表
スライド作成
示説発表
ポスター作成
発表形式をとる
発表形式をとらない

発表原稿作成
研究目的　方法　結果　考察　結論

発表練習（本番に合わせて行う）

学会発表
口演発表
スライドの提出，試写
発表
発表時間厳守
示説発表
ポスターの配置，展示
質疑応答の対応

論文の作成，投稿　提出期日を守る

学会発表の手続きフローチャート

属，発表者名，共同研究者名が入っていないもの）と抄録集印刷用（所属，発表者名，共同研究者名が入っているもの）の2種類を送ることになります．

その際，応募する学会の演題に「タイトル」が合っているか，確認してください．合っていない場合は査読審査の対象にならないため，最初から除外されます．注意しましょう．

査読とは，研究が学会で発表できるレベルに達しているかを複数の査読委員で審査することです．査読をする場合は，発表者の所属や氏名が入っていない抄録で行うことで公平性を期しています．この審査に通ってはじめて，学会で発表ができるのです．

❷発表形式

発表形式には，大きく分けて2種類があります．口演発表と示説発表（いわゆるポスター発表）です．それぞれに特徴があり，口演発表はポスターによる示説発表よりたくさんの情報を発表することができます．

一方，示説発表の場合は，ポスターの枚数が制限されるため情報量が制約されますが，参加者との意見交換が自由にでき，質問が具体的にできることにメリットがあります．

こうしたそれぞれの特徴を考えて，自分の発表にはどちらの形式が適切かを選んで応募してください．

❸準備

- 口演発表：レーザーポインター・PowerPointで行う場合はパソコンの準備（会場に準備されているかどうか，事前の確認が必要）
- 示説発表（ポスター発表）：ポスター（指定の展示サイズを確認する），指示棒，画びょう，ポスター入れ（プラスチックケースがよい）

  ＜ポスターの作成方法＞

  展示板の大きさを確認して，ポスターが何枚貼れるか確認する（板の大きさは2.0 × 1.5 mが多い）．

  論文の内容のどの点を強調してポスターにするかを考える．

  抄録に書いてある内容とは，ダブらないほうが効果的である．

図表は，いちばんわかりやすいので，目の高さの位置に貼ると効果的．わかりやすいと質問が出ることが多い．
文章は，シンプルに短く表現する．

❹スライド作成

PowerPointで図表を作成すると，すべてにおいて便利できれいな図表ができ上がります．グラフをExcelで作成しても大変きれいに仕上がります．

スライド作成のポイント（示説のポスター作成も含む）

1. ポイントは簡潔に絞り作成
2. 1フレームの字数は120字位が読みやすい
   - 一文が40字程度に収まるように作成する
   - 画面のバランスを考えて作成する
3. 文字は明朝体よりもゴシック体・強調文字が読みやすい
4. 目線の流れを考えて作成する
   - 目線は左上のコーナーから右下のコーナーに流れていく
   - 左下と右上のコーナーは目線の流れがあまりよくないということになる
   - イラストなどを入れて工夫する必要がある

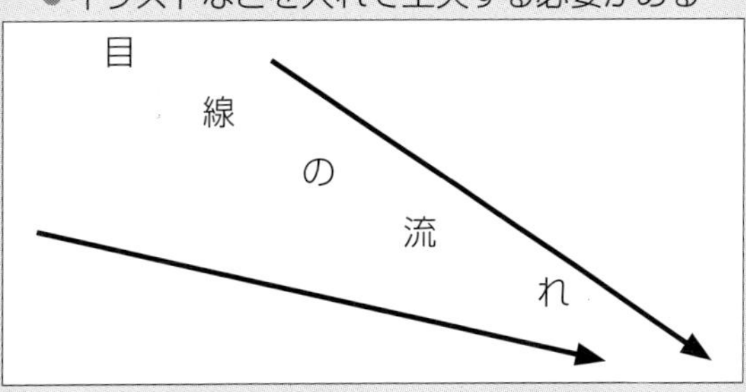

5. イラストを入れる場合はタッチを統一すること
6. 画面全体に色を入れる場合は，字の色と画面の色がミスマッチにならないように注意すること

❺読み原稿作成

学会で決められた時間内に読み終わるよう，原稿を作成します．学会運営上，口演発表の場合は10分などと時間制限があります．示説発表（ポスター発表）では，セッションごとにファシリテーター

が促す場合は，数分で端的に説明しなくてはなりません．質疑応答に十分に時間をかけるため，発表は2～3分で行います．

参加者が先にポスターを読み込んでおき，質問を受ける方法では，質問された内容について要領よくポイントを絞り込んで説明することが重要です．

❻予行演習

実際のタイムスケジュールに合わせて，みんなの前で練習をしてみて，参加者から修正箇所等について意見を聞く，という予行演習を行うと，自信につながります．

❼会場の下見

学会会場へは，十分な時間をとってできるかぎり早めに行き，下見をすること．また，発表者は会場で受付を済ませるのを忘れないようにしてください．

❽当日の準備

・準備用品は忘れずに確認すること
・会場には，30分前には着くように努力すること
・示説会場の指定された場所の確認は事前に行うこと
・ポスターを貼って，決められた指定の時間は質問に答えるようにして，その場を離れないこと

■応募の方法

学会により応募方法が違うので，各学会に問い合わせて確認する必要があります．

学会発表は，学会に所属し会員であることを条件とすることが多いです．会員になるには年会費・学会参加費が必要になりますので，その点を，必ず確認して応募してください．

参考文献

1）高木廣文：質的研究を科学する．医学書院，2011.
2）松木光子：看護倫理学．ヌーヴェルヒロカワ，2010.
3）勝原裕美子：看護師のキャリア論．ライフサポート社，2007.
4）川口　孝泰：看護研究ガイドマップ．医学書院，2002.
5）麻原きよみほか訳：エスノグラフィー 看護における質的研究(1)．日本看護協会出版会，2003.
6）戈木クレイグヒル 滋子：グラウンデッド・セオリー・アプローチ 理論を生み出すまで．新曜社，2006.
7）戈木クレイグヒル 滋子編著：質的研究方法ゼミナール――グラウンデッド・セオリー・アプローチを学ぶ．増補版，医学書院，2008.
8）Grbich，C．(上田礼子ほか訳)：保健医療職のための質的研究入門．医学書院，2003.
9）上野栄一：看護研究コンパクトガイド．医学書院，2002.
10）萱間真美：質的研究実践ノート――研究プロセスを進めるclueとポイント．医学書院，2007.
11）水野節夫：事例分析への挑戦．東信堂，2000.
12）Holloway, L. et al.(野口美和子監訳)：ナースのための質的研究入門――研究方法から論文作成まで．第2版，医学書院．2006.
13）山本則子ほか：グラウンデッドセオリー法を用いた看護研究のプロセス．文光堂，2002.
14）Vaughn，J. S. et al.(井下 理ほか監訳)：グループ・インタビューの技法．慶應義塾大学出版会，1999.
15）松木光子ほか編：これからの看護研究――基礎と応用．第2版，廣川書店，2007.
16）Polit，D. F. et al.(近藤潤子監訳)：看護研究――原理と方法．第2版，医学書院，2010.
17）Diers，D.（小島通代ほか訳)：看護研究 ケアの場で行なうための方法論．日本看護協会出版会，1996.
18）井上幸子ほか編：看護における研究．看護学大系，日本看護協会出版会，1999.
19）Leininger，M. M.（近藤潤子監訳)：看護における質的研究．医学書院，1997.
20）Glaser, B. G. et al.(後藤隆ほか訳)：データ対話型理論の発見――調査からいかに理論をうみだすか．新曜社, 1996.
21）Chenitz, W. C. et al.（樋口康子ほか監訳)ほか編：グラウンデッド・セオリー――看護の質的研究のために．医学書院，1992.
22）濱畑章子ほか訳：看護研究ワークブック．医学書院，2001.
23）Pope，C. et al.（大滝純司監訳)：質的研究実践ガイド――保健医療向上のために．第2版，医学書院，2008.
24）野中廣志：看護研究Q＆A――研究がうまくいかないあなたに．小学館，2000.
25）田久浩志ほか：看護研究なんかこわくない――計画立案から文章作成まで．第2版，医学書院，2004.
26）内海　滉：看護研究ためのやさしい統計学．医学書院，1995.
27）白佐俊憲：研究の進め方・まとめ方 学生・初心者のためのガイドブック．川島書店，1980.
28）宮内克男：レポート・論文のまとめ方と書き方 増補版 保育・教育と看護・福祉のために．川島書店，1984.
29）高山忠雄ほか：グループインタビュー法の理論と実際――質的研究による情報把握の方法．川島書店，1998.
30）Blumer，H.（後藤将之訳)：シンボリック相互作用論――パースペクティヴと方法．勁草書房，1991.
31）木下康仁：グラウンデッド・セオリー・アプローチ――質的実証研究の再生．弘文堂，1999.
32）Byrne，M. L. et al.(小島操子ほか訳)：看護の研究・実践のための基本概念．医学書院，1984.
33）Mabel，A. W.（海老名洸子ほか訳)：看護研究の手びき――卒後教育のために．医学書院，1976.
34）Barney，G. G. et al.(木下康仁訳)：死のアウェアネス理論と看護――死の認識と終末期ケア．医学書院，1988.
35）数間恵子ほか：看護研究のすすめ方・よみ方・つかい方．第2版，日本看護協会出版会，1997.
36）黒田裕子：看護研究 スタッフを指導するために．第2版，日本看護協会出版会，1996.
37）佐藤郁哉：フィールドワーク――書を持って街へ出よう．増訂版，新曜社，2006.
38）緒方　昭：看護統計学への招待．改訂3版，金芳堂，2004.
39）山添美代ほか：看護研究のための文献検索ガイド．第3版，日本看護協会出版会，1999.
40）高木廣文：ナースのための統計学 データのとり方・生かし方．医学書院，1984.
41）渡部　洋編著：心理・教育のための多変量解析入門 基礎編．福村出版，1988.

INDEX

欧文

critique(クリティーク) ………… 40
EBN ………… 2
ICN ………… 3
KJ法 ………… 25, 87
MEDLINE ………… 36
PASW Statistic ………… 59
PowerPoint ………… 59, 100, 101, 112, 115
Wikipedia ………… 37
χ^2検定 ………… 61
Yes/No(条件をつけて分岐させるときに使う図) ………… 103

あ

アクションリサーチ ………… 42
アンケート ………… 53, 56, 59, 61
——調査 ………… 56
医中誌Web ………… 36
一貫性 ………… 30, 82, 107, 111
依頼文書 ………… 91, 100
イラスト ………… 104
因果関係 ………… 103, 115
因子の関係研究 ………… 44
インターネット ………… 36, 43, 90, 96
インタビュー ………… 42, 46, 67, 71, 76, 92, 99
——法 ………… 66, 71
インフォーマル・インタビュー ………… 72
引用 ………… 36, 41, 94, 107
エスノグラフィー ………… 42, 66
エピソード分析 ………… 88
エビデンス ………… 38, 66
演繹法 ………… 20
円グラフ ………… 62
横断研究 ………… 42
応募方法 ………… 116
帯グラフ ………… 65
折れ線グラフ ………… 64

か

階層図 ………… 104
回答形式 ………… 58
概念 ………… 24, 45, 76, 80, 100, 104
——図 ………… 29, 45
——枠組み ………… 26, 29, 46, 47, 48, 82, 95, 99
——枠組みの書き方 ………… 47
鏡餅 ………… 103
箇条書き ………… 22, 25
仮説 ………… 21, 27, 29, 31, 42, 47, 48, 61, 70, 77, 81, 95, 99
——の設定 ………… 43, 48
——を表現する際の注意点 ………… 44
カテゴリー化 ………… 67, 81
看護キャリア発達 ………… 5
看護研究 ………… 2, 3, 9, 11, 19, 29, 43, 45, 66, 76, 90, 95
——の種類 ………… 30
——の手順 ………… 29
——の流れ ………… 29
キーワード ………… 36, 40, 42, 95, 99, 102, 110
——の選び方 ………… 37
基本図解 ………… 103
基本文献 ………… 31, 38
キャリア開発プラン ………… 7
キャリア開発ラダー ………… 6
キャリア形成 ………… 2, 3, 5, 7, 8, 20, 83
——計画 ………… 7
キャリアラダー ………… 7
グラウンデッド・セオリー ………… 5, 42, 66, 76
グラフ ………… 62, 104, 115
クリニカルラダー ………… 4
グループインタビュー ………… 71, 73
グループダイナミックス ………… 73, 74
クローズド・クエスチョン ………… 77

クロス集計 …… 57, 60
クロス表 …… 60
系統抽出法 …… 51
結果 …… 30, 41, 81, 94, 105, 108
結論 …… 21, 27, 41, 54, 107, 109
研究応募原稿 …… 111
研究仮説 …… 47, 79
研究計画書 …… 30, 48, 91, 92
研究実績 …… 14
研究対象者 …… 30, 55, 67, 94
研究テーマ … 16, 19, 22, 28, 31, 38, 40, 47, 57, 95
研究動機 …… 94
研究方法 …… 14, 40, 95, 99, 105
研究目的 …… 40, 75, 95, 101
現象学的研究 …… 66, 76
原著 …… 39, 83
検定 …… 61
検定方法 …… 61
口演発表 …… 113, 114, 115
考察 …… 17, 21, 39, 41, 47, 67, 76, 81, 83, 96, 101, 105, 107, 110
——図 …… 82
項目作成の条件 …… 57
コード化 …… 58, 67, 81, 100
国際看護師協会(ICN) …… 3
個別インタビュー …… 71

さ

サマリー …… 6, 29, 42, 47, 90, 95, 107
参加観察(参与観察)法 …… 67, 76
サンプリング …… 50, 96
サンプル …… 32, 50, 59, 97, 99
ジェネラリストナース …… 8
示説発表 …… 114
実践研究 …… 2, 85
質的研究 …… 31, 66
——データの収集方法 …… 66
質問項目の作成方法 …… 55
質問紙 …… 31, 54, 55, 74
——調査 …… 55
尺度 …… 56, 58
縦断研究 …… 42
自由回答 …… 58
主題 …… 105
循環 …… 103
抄録 …… 30, 36, 90, 100, 105, 110
——の書き方 …… 105, 110
——の提出 …… 112
事例研究 …… 31, 85, 98, 100
新人看護師臨床研修制度 …… 4
図解 …… 23, 102
図表作成 …… 30, 102
図表タイトル …… 105
スライド作成 …… 112, 115
先行研究 …… 21, 26, 29, 32, 35, 44, 46, 47, 55, 72, 82, 87, 90, 95, 107
全数調査 …… 59
相互関係図 …… 104
総説 …… 39
層別抽出法 …… 52

た

多段階抽出法 …… 52
単一回答 …… 58
単純無作為抽出法 …… 51
ディレクトリ …… 103
データの集め方 …… 54, 66, 76, 81
データの収集 …… 54, 81
データの整理 …… 72
テープ起こし …… 31, 77
デニス・F・ポーリト …… 47
統計処理用語 …… 60
投稿規定 …… 30, 39
ドナ・ディアー …… 47

な

ナースの定義 …… 3
日本看護科学学会 …… 2, 39
日本看護学教育学会 …… 2
日本看護協会
…… 5, 36, 43, 50, 90, 91, 98, 100, 106, 110, 112
認識論的研究 …… 66

は

はじめに …… 40, 105, 107, 110
発表形式 …… 114
発表準備 …… 112
ヒストグラム …… 64
表 …… 30, 54, 71, 83, 101, 102, 108, 115
標本(サンプル) …… 32, 50, 59, 60, 61, 67
——抽出(サンプリング) …… 50
——調査 …… 32
——の抽出方法 …… 59
フォーカス・グループインタビュー …… 71, 74
フォーマル・インタビュー …… 72
複数回答 …… 58
プラットホーム …… 103
ブレーン・ストーミング …… 25, 37, 83, 87
プレテスト …… 31, 55
フローチャート …… 33
プロセス図解 …… 104
プロセスレコード …… 88
文献一覧のつくり方 …… 35, 42
文献検索 …… 35, 54, 90
文献サマリー …… 47
文献の価値 …… 38
文献の種類 …… 35
偏差値 …… 61
棒グラフ …… 63
ホームページの表記法 …… 43
保健師助産師看護師法 …… 3, 17
母集団 …… 32, 50, 51, 52, 59, 61
ポスター作成 …… 115
ポスター発表 …… 114

ま

孫引き …… 94, 107
マトリックス …… 104
ミスコンダクト …… 92
無作為抽出法(ランダムサンプリング) …… 51
問題の発生要因 …… 16

や

有意水準 …… 61
有意選択法 …… 53
有効回答数 …… 57
予備調査 …… 54, 55, 56, 100
読み原稿作成 …… 112, 115

ら

ランダム相関 …… 103
量的研究 …… 31, 50, 67
——の分析方法 …… 58
理論的飽和 …… 76
臨床看護研究 …… 2, 9, 66
倫理委員会 …… 30, 31, 92, 94, 107, 108
倫理的配慮 …… 40, 90, 95, 97, 107, 108, 110
レーダーチャート …… 65
歴史研究 …… 31
ロジックツリー …… 23, 80, 81, 98, 104
論文の書き方 …… 105

基本がわかる看護研究ビギナーズNOTE　改訂第2版

2011年3月15日　初　版　第1刷発行
2020年2月3日　初　版　第6刷発行
2020年8月15日　第2版　第1刷発行

著　者　古橋（ふるはし）　洋子（ようこ）
発行人　影山　博之
編集人　小袋　朋子

発行所　株式会社 学研メディカル秀潤社
〒141-8414 東京都品川区西五反田 2-11-8
発売元　株式会社 学研プラス
〒141-8415 東京都品川区西五反田 2-11-8

DTP　株式会社センターメディア
印刷製本　凸版印刷株式会社

この本に関する各種お問い合わせ先
【電話の場合】
● 編集内容については Tel 03-6431-1237(編集室)
● 在庫については Tel 03-6431-1234(営業部)
● 不良品(落丁・乱丁)については Tel 0570-000577
学研業務センター
〒354-0045　埼玉県入間郡三芳町上富 279-1
● 上記以外のお問い合わせは
学研グループ総合案内 0570-056-710(ナビダイヤル)
【文書の場合】
● 〒141-8510　東京都品川区西五反田 2-11-8
学研お客様センター『基本がわかる看護研究ビギナーズNOTE 改訂第2版』係

● ショメイ：キホンガワカルカンゴケンキュウビギナーズノート カイテイダイニハン